养脾三步走

祛湿 补虚 养气血

王柳青 翟煦 主编

天津出版传媒集团

天津科学技术出版社

图书在版编目（CIP）数据

养脾三步走 : 祛湿、补虚、养气血 / 王柳青 , 翟煦
主编 . -- 天津 : 天津科学技术出版社 , 2023.7
    ISBN 978-7-5742-1338-8

    Ⅰ . ①养… Ⅱ . ①王… ②翟… Ⅲ . ①健脾–养生 (中
医) Ⅳ . ① R256.3

中国国家版本馆 CIP 数据核字 (2023) 第 112401 号

养脾三步走 : 祛湿、补虚、养气血
YANGPI SANBUZOU QUSHI BUXU YANGQIXUE

责任编辑：孟祥刚
责任印制：兰　毅

出　　版：	天津出版传媒集团	
	天津科学技术出版社	
地　　址：	天津市西康路 35 号	
邮　　编：	300051	
电　　话：	（022）23332490	
网　　址：	www.tjkjcbs.com.cn	
发　　行：	新华书店经销	
印　　刷：	艺堂印刷（天津）有限公司	

开本 710×1000　1/16　印张 13.5　字数 154 000
2023 年 7 月第 1 版第 1 次印刷
定价：55.00 元

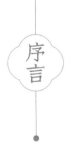

序言

养好脾胃，
不显老，不生病

现代人生活节奏快、压力大。不少人因忙于工作，而不能按时吃饭，甚至经常需要熬夜加班，再加上缺乏运动，等等。这些看似普通平常的生活方式，实则对脾的影响很大，久而久之，就容易造成脾虚。

中医认为脾为"气血生化之源"。胃负责把吃进去的食物消化并转化成营养，脾负责将营养输送至人体的各个器官，以维持人体正常的新陈代谢。因此，脾是否健康对人体至关重要。

人一旦脾虚，五脏六腑就会跟着受影响，身体也会出现一些诸如容易感冒、上火、睡不好等问题。不同人群，脾虚的症状也不尽相同，女性脾虚容易出现肥胖、老得快、反复长痘、手脚冰凉等问题；孩子脾虚容易出现吃得少、营养不良、不长个子等问题；男性脾虚容易出现大肚腩、肾虚等问题。

要想身体健康，首先就要健脾补虚，了解脾是健脾的第一步。本书一共分为五个章节，全面系统地介绍了脾虚的类型、引起脾虚的原因、脾虚造成的影响以及健脾养脾的方法等。

第一章介绍了脾虚的类型，包含脾气虚、脾阳虚、脾阴虚、脾不统血和中气下陷，并说明了作息不规律、饮食不规律、情绪波动大、运动量不足等不良生活习惯如何引起脾虚。

第二章为大家介绍了日常生活中脾虚的常见症状，对健康的危害以及相应的调理方法。我们挑选的都是现代生活中常见的、典型的问题，如小儿发育不良、女性月经不调、虚胖、脱发、皮肤问题，等等。

第三章根据四季的不同气候和各个节气的特点，提出了更适合当季的进补方式，做好养脾健胃的准备工作。

第四章讲了饮食与脾虚的关系，如何利用不同食材调理脾脏，列举了一些有益脾胃的食材来帮助我们多方面、多角度地健脾补脾，并推荐了大量的健脾食谱，简单易操作，非常适合自己在家中尝试。

第五章介绍了我们日常就能做的既方便又有效的健脾方法，如按摩穴位、防寒保暖、练太极、慢跑等健脾养生知识。

健康的身体是开启幸福生活的前提，而负责运化营养的脾是保持身体健康的关键。从这本书开始，让我们把健脾养脾的意识融入每一天的生活里。

目 录

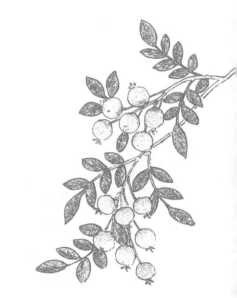

（壹）脾养好了，
百病不生

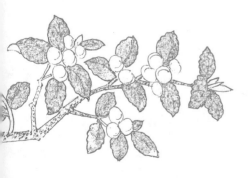

贰 脾虚的影响，
比你知道的更严重

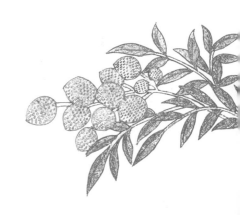

春夏秋冬，
养脾要因时而动

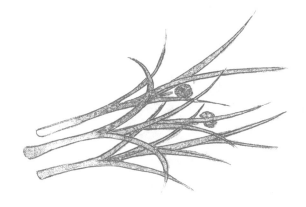

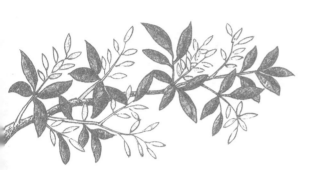

肆

健脾不能乱来，饮食也有讲究

其他健脾养生
知识点

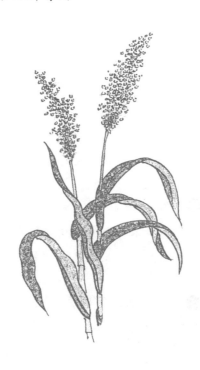

脾养好了，
百病不生

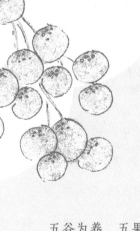

五谷为养，五果为助，
五畜为益，五菜为充。

① 十人九脾虚，
　　为什么脾虚的人那么多？

　　你有没有这样的体验？明明什么事情都没做，但就觉得浑身疲乏；晚上多梦易醒，睡得再久也不解乏；白天总觉得昏昏沉沉的，身体沉重；舌头上有齿痕，口中还有恼人的口臭；肤色蜡黄，涂再多护肤品都没用；肚子上的"游泳圈"越来越厚，怎么控制饮食都没用，还便秘、尿频……

　　日常生活中，很多被我们称为"亚健康"的症状，在中医看来，都是脾虚导致的。脾虚的症状繁多，覆盖人群也是相当广泛，甚至有"十人九脾虚"的说法。

　　很多人会表示难以理解：怎么可能那么多人"脾"都不好呢？

　　这就要从"脾"的概念说起了。很多人以为"脾"只是一个器官，但在中医的概念里，脾所指代的不是器官"脾脏"，而是涉及消化、呼吸、免疫、循环、运动等多个系统的总称，如果非要指明一个位置，那就是横膈下方到肚脐上方的中焦一带。

脾就像是一块孕育万物的土壤。只有土壤肥沃了，万物才能生机勃勃；一旦土壤贫瘠了，自然是寸草不生。也就是说，脾不好，人就会缺乏生机。所以在中医看来，脾是后天之本，是气血生化的源头。

"后天之本"是什么意思呢？简单来说，父母遗传给我们的体质，是先天之本，通过吸收饮食中的养分获得的生存资源，则是后天之本。而脾的主要作用，就是把从胃肠里吸收来的水谷精微，转运到全身，这样我们才有能量进行日常的工作学习。

脾好了，人自然有精神；脾不好，人看着就蔫蔫的。

那么，为什么脾虚这么常见呢？这要从两个导致脾虚的因素说起。一是劳倦，中国人自古勤劳，起早贪黑地劳作，容易透支身体；二是忧思，我们骨子里就有"居安思危"的传统，今天想明天，今年想明年，有了孩子，还要为孩子操心一辈子的事，思来想去，忧思过度。

在中医看来，中国适合全民补脾。这一点在《黄帝内经》里也有相关解释。

《黄帝内经》把生物分为五类：毛虫（兽类，麒麟为毛虫之长）、羽虫（禽类，凤凰为羽虫之长）、倮虫（"倮"通"裸"，即无毛覆盖的意思，包括人类及蛙、蚯蚓等）、介虫（指有甲壳的虫类及水族，如贝类、螃蟹、龟等，灵龟为甲虫之长）和鳞虫（鱼类及蜥蜴、蛇等有鳞片的动物，还包括有翅的昆虫），分属木火土金水。其中，人作为"倮虫"，属土，适合黄色。简单来说就是，"人是一种适合黄色的虫子"。

所以，我们不管采用什么样的治疗方式，都应该从"土"着手。比如从土中求金、求水、求火、求木。"从土论证"也是中医治疗很多疾病的根本大法，不管治疗什么疾病，都要先从补脾护脾入手。

西方人喜欢锻炼肌肉，而作为农耕民族，中国人的强项却是思维，是修心。因此，主肌肉的"脾"，往往很容易出问题。正因为如此，张仲景在《伤寒论》的112个方子中，70个方子都用到了甘草这味药。甘草入脾经，能在治病的同时保护脾胃。

在这个快节奏的时代，脑力劳动者的比例越来越高，久坐、忧思让脾虚的人越来越多。现代人想要改变"亚健康"的状态，往往是"头疼医头、脚疼医脚"，比如失眠了就吃褪黑素，感冒了就吃感冒药。

实际上，在中医看来，失眠属于心血虚，要先补脾，脾补好了，营养物质转化为阴血，心血才能补上，心神才能安宁，人才能睡得着觉。容易感冒、动不动就出汗的人，更应该补脾，脾是肺之母，脾好了，肺自然就不虚了。

如果中国人想要调养身体，从根本上改善体质，那么普通好用的方法，就是先补脾。补脾的药物一般都很平和，而且常见，很多补脾的药材都能当食物吃，补起来也不会担心增加身体负担，比如山药、大枣、小米、莲子、薏仁等。

对脾虚的人而言，小米粥要比牛奶更养人，尤其是小米粥上面那层米油，非常适合小孩子补脾。早上喝一碗小米粥，会让你觉得整个身体都暖洋洋的，脾胃也没负担，很舒服。

我们中国人的肠胃，其实更适合吃老祖宗吃惯了的东西。《黄帝内经》里有"五谷为养，五果为助，五畜为益，五菜为充"的说法，意思是说，不管是水果、蔬菜，还是各种肉类，都只能起到辅助补益的作用，要想养生，还是得以五谷为主。

五谷，是指稻、黍、稷、麦、菽，它们都入脾经，能够健脾补气。对于"脾"更薄弱的中国人来说，五谷才是更好的选择。补好了脾气，五脏之气都会跟着好起来。

如果你也觉得身体总是不得劲，去医院做检查又查不出什么，那么不妨试一试，从今天开始补脾，感受一下当脾被补起来之后整个人身体的变化，看看你是不是变得有精神了？脸色不再蜡黄了？虚胖的身体是不是慢慢变得紧致了？

实践出真知，本书中会提供很多具体的方法和食谱，帮助你好好补脾。即便你没有系统学习过中医，只要跟着书里的方法来做，坚持一段时间，相信你也会看到身体方方面面的变化。

2 气血生化之源——脾胃

我们总是把脾和胃连在一起，说"脾胃脾胃"，这是为什么呢？

简单来说，脾和胃就像是一对夫妻。脾是五脏之一，属阴为里；胃是六腑之一，属阳为表。脾胃互为表里。脾气往上升，胃气往下降，一升一降，构成了人体气机升降的枢纽。

作为"夫妻"，脾和胃分工明确。胃是"丈夫"，主外，负责迎来送往，把食物迎进来，然后把精微物质送给脾；脾是"妻子"，主内，负责精打细算，把"丈夫"给的精微物质，分给各个"家庭成员"。

这"夫妻"搭配，和和睦睦，才能"家"和万事兴。如果脾胃不和，人就会生出各种毛病，而且会"城门失火，殃及池鱼"，因为一旦化生的气血津液不够，五脏六腑都会跟着遭殃。

❖ 补脾胃，要怎么补呢？

脾是阴，喜燥恶湿；而胃是阳，恶燥喜润，物性不同。所以调养脾胃的时候，要注意阴阳互补，脾和胃都要顾到，这样才能保证升降协调，更好地消化吸收营养。

中医在调理脾胃的时候，是有侧重的。想吃吃不下的，是胃不好，侧重养胃；能吃下去但不想吃的，是脾不好，要健脾。不过，日常养护脾胃时，我们不用分得这么细，只需要知道这个道理就行。

生活中，养脾又养胃的食材有很多，谷物有小米、糯米、红豆、薏苡仁等；蔬菜有黑木耳、白菜、山药、苦瓜等；水果包括木瓜、菠萝、葡萄、榴梿等；肉类和水产有牛肉、猪肉、鲫鱼、鲤鱼、鲈鱼……此外，核桃和花生这两种坚果，也对脾胃都好。

✦ 补脾胃，要注意这些忌口！

如果你脾胃功能很差，那么除了滋补之外，还需要忌口，下面几类东西一定要少吃，免得雪上加霜。

寒凉的食物：一种是温度比较低的，比如冰激凌、冷饮等；另一种是性味寒凉的食物，像梨、柚子、火龙果等水果容易损伤脾阳。

辛辣刺激的食物：如麻辣火锅、烧烤、辣条等。

油腻的食物：如炸鸡、肥肉等食物，还有奶油蛋糕等甜点，这些食物不易被消化，会加重脾胃负担，导致消化不良，加重脾虚。

要想脾胃好，还要注意进食时间。中医圣贤发现了一种以十二经脉对应十二时辰的规律，叫"子午流注"。

其中，胃工作的时间是辰时，也就是早上 7：00—9：00，而脾工作的时间是巳时，即早上 9：00—11：00。在这两个时间段，气血刚好流经脾、胃二经。由此可见，按时按点地吃早餐，才能充分地调养脾胃。

③ 脾虚，原来会升级！

中医将脾虚大致分为五类：脾气虚、脾阳虚、脾阴虚、脾不统血、中气下陷。不同类型的脾虚导致的症状不同，不能笼统地用一种方法治疗。

脾气虚

过度思虑和劳累都容易引起脾气虚。临床症状多表现为疲乏无力、面无光泽、精神倦怠、少气懒言、食欲不振、进食后容易肚子胀等。

脾阳虚

脾阳虚又叫脾虚寒症，与脾气虚伴随显见，一般是在脾气虚的基础上，出现畏寒怕冷的症状，如四肢不温、喜欢喝热水等，并在吃了生冷食物或受凉后出现腹痛、肢体浮肿、呕吐、大便异常等明显症状，女性朋友还会出现白带异常等症状。

脾阳虚的人，一般吃得比较少，但容易腹胀腹痛，吃寒凉的食物后症状表现更明显。

脾阴虚

脾阴虚又叫脾精不足，一般是由不良的饮食习惯和长期抑郁造成的。脾阴虚会导致营养运输过程动力不足，内生虚热，出现口干舌燥、食欲不振、胃部不适、腹胀不消化等症状，并伴有心烦意乱、疲倦乏力、便秘、舌红少苔等，因此改善脾阴虚的治疗方法要以清热滋阴为主。

脾不统血

脾不统血是指脾脏功能减弱，不能统摄血液，出现各种出血症状，如皮下瘀青、便血、尿血、月经量过多、崩漏等。日常表现为气血不足、身体易乏、四肢冰凉、畏寒怕冷等。

中气下陷

脾在运输营养的过程中，以上升运动为特点，如果脾气力不足、虚弱亏损，便容易出现头晕眼花、食欲不振、腹胀腹泻等症状，严重的话还容易引起持续腹泻、脱肛、内脏下垂（子宫脱垂和胃下垂等）。

在我们开始补脾之前，一定要先判断好自己是哪一类型的脾虚，根据不同的病证类型及病因有针对性地调理。如果没搞清楚，仓促开始进补治疗，可能不仅没能健脾，反而雪上加霜，让脾虚的症状升级。

◈ 脾虚会升级吗？

你可能会问，脾虚还会升级吗？答案是肯定的，任何疾病不加以调理，都可能引发更严重的后果，比如脾阳虚就是脾气虚的"升级版"。

　　它们的区别一般体现在哪里呢？概括来说，脾气虚导致身体各个器官机能倦怠，脾阳虚则导致状况加重，直接反映出病理症状。举个例子，脾气虚只会导致气色差，而脾阳虚会让人在外貌和体形上都发生巨大的变化。

　　脾气虚发展到一定的程度，就会出现畏寒怕冷的症状。很多人常年喝热水，天一冷把自己穿得像个粽子一样，但仍旧手足冰凉，身上凉意总是消不掉。事实上，这种状况是由脾气虚升级成了脾阳虚，身体无法调节自身的温度造成的，光靠保暖没有用。再发展下去，脾阳虚的人免疫力还会下降，出现易感冒咳嗽、胃腹不舒服、尿多、失眠等症状。

　　因此我们说，越早开始补脾，就越容易见效，一直拖着不管，脾就会给你制造更多的"麻烦"，直到你开始重视它为止。

　　这让人不由得想起了"治病于未发时"的典故。传说扁鹊是我国春秋战国时期的名医，但很多人不知道，其实扁鹊兄弟三人的医术都很高明。

　　有一次，魏文王问扁鹊："你们兄弟三人，哪一个最擅长医术？"扁鹊说："我大哥最擅长，二哥次之，我最不擅长。"魏文王问为何。扁鹊解释："大哥治病于未发之时，一般人不知道他事先能铲除病根，名气也就无法传出去。二哥治病于初起之时，一般人以为他只能治些小病，名气只传于乡里。而我治病于病情严重之时，所以大家认为我的医术高明，名气因此传遍全国。"

　　对于医生来说，能治好疑难杂症当然更能体现出医术水准；可是对于患者来说，病越小，越好治。在疾病刚刚露出苗头的时候，我们就斩草除根，从饮食习惯和作息运动上着手，把疾病扼杀在摇篮里，这样就能成为"治病于未发时"的"神患者"。

4 "久坐伤肉"，伤的其实是脾

在这个互联网时代，很多人的工作都需要对着电脑久坐，长时间一动不动地盯着电子屏幕。这种工作习惯会让全身的气血经络不通畅，代谢变慢。自古以来就有"久坐伤肉"的说法，这里的"肉"，说的就是脾。

因为当你坐着工作的时候，大脑高速运转，手指飞速敲打，心脏呼吸都在忙碌，肝脏也在努力调配血液，只有肌肉很空闲。众所周知，闲，就容易生出病来。肌肉得不到锻炼，就会逐渐变得无力甚至萎缩，脾主肌肉，因此受影响最大的就是脾。

肌肉的气血不通，脾的气机就会瘀滞，导致脾的运化功能出现问题，没有食欲，还容易腹胀、便秘、消化不良。而且久坐易导致血液循环减慢，血液黏稠度增高，也容易让人患上高血压和动脉硬化。

所以，坐在办公室的朋友们，没事多站起身来走一走，平常如果没时间专门去健身房运动，也可以在工位上做一些简单的拉伸。比如下面几个动作：

颈背运动

端坐或站直，身体自然放松，头慢慢向下低，让下颌尽量靠近胸部，感受背部肌肉被拉伸的感觉，然后缓慢仰起头，仰到你能到达的最高的位置，让颈椎肌肉得到放松。这个动作重复 5 次。

接着缓慢向左转头，到最大限度，停留 5 秒，再向右转头到最大限度，停留 5 秒，重复进行 5 次。

手部运动

屈伸双手前臂，重复 5 次，再分别按顺时针、逆时针方向旋转手腕各 5 次。

然后舒展、抓握 5 个手指，重复 10~15 次。再将双手向两侧伸展，屈起前臂，双手握拳，拳眼对着肩膀部位，上臂用力，围绕肩关节旋转，重复进行 20 次。

腹部运动

双脚分开，与肩同宽，腰背挺直，收缩腹肌，向前弯腰至最大限度，停留 5 秒，然后放松腹肌，缓慢恢复站姿。弯腰时吸气，站直时呼气。重复 5~10 次。

腿脚运动

坐在椅子上，背部靠在椅背上，慢慢伸直左腿，当感觉腿部肌肉紧绷时，坚持 5 秒，然后放松，换右腿。左右腿交替 15~20 次。

然后双腿并拢，膝盖弯曲，自然坐好，脚掌放在地面上，接着尽量抬起脚后跟，就像跳芭蕾舞一样，使脚尖着地，坚持 5 秒钟，再放下脚后跟，反复进行 15~20 次。

除了"久坐伤肉"之外，我们还要留意"久卧伤气"。很多人误以为睡眠时间越长越好，一到周末或者假期，就一觉睡到大中午才起来，殊不知，睡眠超过八小时，会妨碍神经系统的正常功能。

因为长时间不动，睡眠中枢就会疲劳，而其他中枢受抑制的时间过长，恢复的过程就变慢，所以会出现"越睡越困"的现象，即便睡醒了，也觉得昏昏沉沉的，没有精神。

尤其是青少年，大脑还没有发育完全，久坐不起、久睡不醒，不光会影响脾胃功能，还有可能导致大脑损伤，使记忆力衰退、理解能力降低、学习成绩下降，重要的考试考不过，影响学习和生活。

所以，我们一定要早睡早起，睡醒别赖床，没事就多活动活动，这样才能保持头脑的清醒和身体的健康。

晚清名臣曾国藩每日自省自律，他有一句话令后人称颂："黎明即起，醒后勿沾恋。"细细品来，这不仅是一种生活习惯，也是一种人生境界。为人做事，什么时间做什么事，不贪图享受，不拖泥带水，过好当下，才是大智慧。

⑤ 起居无定时，吃饭无定量，引发脾胃病

《黄帝内经》里说："上古之人，其知道者，法于阴阳，和于术数，食饮有节，起居有常，不妄作劳，故能形与神俱，而尽终其天年，度百岁乃去。今时之人不然也，以酒为浆，以妄为常，醉以入房，以欲竭其精，以耗散其真，不知持满，不时御神，务快其心，逆于生乐，起居无节，故半百而衰也。"

简单来说，就是上古时代的人，大都了解养生的道理，所以能效法于阴阳之道，并采用各种养生方法来保养身体，饮食有节制，作息有规律，不轻易透支身心健康，因而能够使形体和精神协调，活到他们应该到的寿数，一百岁以后才去世。现在的人就不同了，把酒当作浆水一样纵饮无度，经常沉迷于荒唐的生活中，乘着酒兴纵意房事，因色欲过度而耗竭精气，造成真元败散。正是由于不懂得要保持旺盛的精气，经常过分使用精神，贪图一时的快意，背弃了养生的乐趣，生活全无规律，

所以才到五十岁就衰老了。

那么，想要养生，我们就要效仿上古之人，"食饮有节，起居有常，不妄作劳"。调养脾胃，一定要规律饮食，不可饥一顿饱一顿，尤其是早饭，一定要吃。

很多人为了减肥或者为了睡懒觉，养成了不吃早饭的习惯，这对脾胃伤害很大。因为胃是个"优秀员工"，它不管你吃没吃，都会正常分泌胃酸。若分泌出的胃酸没有食物可以消化，就会"消化"胃黏膜，导致胃溃疡、胃炎等疾病。

脾胃本来就不怎么好的人，更要按时按点按量吃饭，一次不要吃太多，《黄帝内经》里说："饮食自倍，肠胃乃伤。"

现在生活条件好了，美食越来越多，很多人贪嘴，暴饮暴食，胡吃海塞，甚至还诞生了吃播这个职业。很多人以"能吃"为傲，为自己饭量大而扬扬得意，殊不知，疾病已经慢慢开始扎根。等健康出了问题，就悔之莫及了。

我们终究是肉体凡胎，脾胃的消化转运也有个限制。你给一辆承重250千克的小车上放2吨的货，车还怎么往前跑？没压坏已经是侥幸了。

合理的食量，是指一个人恢复自感自觉，不为贪欲而吃的食量。感觉七分饱就放下筷子，不要贪多。

还有些人，因为挨饿过，或者从小坚信不能浪费一口粮，所以有时饭做多了，怕食物放坏了，即便明明吃不下，还是会勉强自己吃下去，觉得这样才不算浪费。

但是我们要知道，脾胃的健康可比几口剩饭重要得多。要想不浪费粮食，一开始就少做些饭，少买些食物，量力而入。吃进去的每一口饭，都是你真心想吃的，这才是对食物最大的尊重。

❖ 养脾胃，吃饱就睡可不行！

现代人工作压力大，回家吃完晚饭就想躺在沙发上放松放松，有的人直接连洗漱都省略了，吃完饭倒头就睡，但这样的饮食作息习惯，对脾胃没什么好处。

《素问·五脏生成篇》曰："人卧则血归于肝。"人躺着的时候，血液会回到肝脏里，脾胃等脏腑里的血流量减少，消化速度变慢，食物就会滞留在胃里。胃为了消化掉这些堆积的食物，会更努力地分泌胃酸，损伤胃黏膜，而且因为你平躺着或者侧躺着，胃酸回流，可能会损伤食管和咽喉，导致反流性胃炎，肥胖、高血压、糖尿病、脂肪肝等疾病也会找上你。

所以，晚饭最好安排在 18 点至 20 点，吃完饭后的 3 小时，尽量别躺下，最好出去遛遛弯，散散步，消化消化。俗话说，"饭后百步走，活到九十九"，不是没有道理。

如果是冬天出门散步，一定要穿厚点儿。因为胃也很怕冷空气，一遇冷，就会收缩痉挛，有可能出现胃部绞痛的症状。所以我们一定要保护好胃部，别让它受寒。

✦ 你熬夜，脾胃也跟着受累！

熬夜在现在越来越普遍。有些人熬夜是为了加班工作，有些人熬夜则是报复性娱乐，白天工作学习太累了，晚上就想放纵，好像不熬夜，这一天都白过了一样。夜深人静，四下无人，万籁俱寂，给人一种看似自由的感觉。

可如果你想要健康长寿，就千万别被这种自由的假象蒙蔽了。熬夜，就是脾虚的催化剂。

李东垣在《脾胃论》里说："劳倦则脾先病，不能为胃行气而后病。其所生病之先后虽异，所受邪则一也。"《黄帝内经·素问·举痛论》里也说："劳则气耗。"

过度耗费心力体力，就会让脾胃劳累过度，使人胸闷气短，反应迟缓，消化不良，食欲减退。所以我们要劳逸结合，累了就睡，不要为了赶工作或者享受娱乐，成宿熬夜，伤害自己的身体。

而且我们认真想一想，真的有什么事是值得我们熬夜的吗？有什么事是我们不做天就会塌下来的吗？晚上不加班，公司就会倒闭吗？少看一会儿短视频，明天就没的看了吗？问题的答案显而易见。

中医专家徐文兵老师说过一段话："如果用生命去博取名利、地位、金钱的话，如用隋侯之珠，射千仞之雀。什么是隋侯之珠？古代珍珠是很贵的，献给隋侯的珍珠又大又圆。你拿那么宝贵的珍珠去打鸟，而且那个鸟飞得那么高，在千仞之上，打不着的可能性很大。你去打这个，不值得啊。这就是一个价值观的问题，值与不值的问题。端正了对生命的态度，再讲方法论。"

人生在世，功名利禄如过眼云烟，只有自己的身体，是时时刻刻伴随着你的，所以我们要努力把身体搞得健健康康的。不要为了追逐一些虚无缥缈的东西，丢掉最基础的健康，要少熬夜，多休息，照顾好自己。

如果因为特殊原因非要熬夜，那么至少要保持愉快的心情。熬夜的时候容易饿，可以吃一些淀粉含量少的食物，搭配富含蛋白质的食物，比如豆浆、鸡蛋，来补充体力。不要吃饼干、甜点之类的零食，因为这些零食不仅会给肠胃带来负担，还会让你感觉昏昏沉沉，降低效率，白白熬了个夜。

总之，不是非熬夜不可的情况，最好不要熬夜。按照自然的规律来工作和休息，该睡就睡，身体才会慢慢恢复过来，第二天也会更有精神。透支身体，偶尔一两次看不出有什么问题，但日积月累，肯定会体现在身体上。

✦ 调养脾胃吃什么？

如果你常年忙于工作，无奈只能"起居无定时，吃饭无定量"，那么经常喝一些养生粥，会对脾胃有帮助。粥是脾胃的特效药。比如薏苡仁粥可以健脾和胃，红枣粥能够补血、保护肝脏，小米粥能补中焦气血，党参粥能补气健脾。

下面两种汤很适合熬夜的人。

鲜百合银耳燕窝汤

食材：银耳 30 克，燕窝 1 盏，雪梨 1 个，百合 30 克，少量冰糖。

做法：❶ 银耳泡发洗净，撕成小朵；燕窝放在温水中泡 90 分钟。

❷ 把雪梨洗净切块，然后和银耳、燕窝一起放入锅里，加清水，大火煮沸。

❸ 放入百合，小火再煮 20 分钟，加两三块冰糖，即可食用。

功效：有养肝健脾、益胃滋阴的效果。

 莲子桂圆汤

食材：莲子、桂圆各 30 克，红枣 20 克，少量冰糖。

做法：❶ 莲子洗净去心，桂圆去壳去核，红枣洗净对半切开去核，然后把它们一起倒入锅里，加清水。

❷ 大火煮沸，转小火再煮 20 分钟，加两三块冰糖，即可食用。

功效：有补养气血、健脾和胃的效果。

如果你已经出现了胃病的症状，后面我们也列出了一些调养胃病的方法。

❖ 慢性胃炎怎么养？

中医认为，慢性胃炎通常是因为长期情志不遂，饮食不节，劳逸失常，导致肝气郁结，脾失健运，所以需要健脾养胃，疏肝行气。

生姜猪肚汤

食材：猪肚 1 个，生姜 15 片。

做法：❶ 猪肚加面粉和盐洗干净，生姜切碎，塞入猪肚，两端扎紧，放入砂锅。

　　　 ❷ 大火煮沸，再转小火煮至熟烂。捞出猪肚切片，吃肉喝汤。

✧ 胃下垂怎么养?

中医认为胃下垂是脾气虚而下陷，导致不能升清托举脏器，因此要健脾益气。

🥢 麦芽山楂鸡蛋羹

食材：鸡蛋 2 个，藕粉适量，麦芽、山楂、山药各 15 克，盐适量。

做法：❶ 鸡蛋打散调匀，藕粉打成糊。

　　　 ❷ 把麦芽、山楂和山药加入清水中，大火煮沸，转小火煮 1 小时。

　　　 ❸ 去除药渣，再加入鸡蛋液和藕粉糊，搅匀煮沸，加盐调味，即可食用。

胃炎、胃下垂这些小病看似没什么，可如果我们听之任之，放任不管，就会越来越严重。尤其是慢性胃炎，平常没什么感觉，对生活也没多大影响，等到严重的时候，往往就来不及了。有些人自恃年轻，以为没什么事，每次胃疼就凑合吃点儿药，不当回事，天天熬夜喝咖啡。不注意保养，胃疼发作的频率会越来越高，程度也越来越严重，直到它引起你的重视。

与其那时候再亡羊补牢，不如现在就防患于未然，治病于未发时，从现在开始，爱惜你的胃。日常饮食一定要细嚼慢咽，不要狼吞虎咽，充分发挥牙齿的咀嚼作用，减轻胃的负担。少食多餐，不要等到饿得不行了才吃东西。

此外，要戒烟、戒酒、戒咖啡，不吃不新鲜的水果、蔬菜，不吃咸菜、腊肉等太咸的食物，不吃生冷、油炸、坚硬难消化的东西。管住嘴，胃才会变好。

✦ 厌食症的后果，你怕了吗？

北宋词人柳永写过一句千古名句："衣带渐宽终不悔，为伊消得人憔悴。"听着很浪漫，想念一个人，茶饭不思，人影消瘦，连衣服都变宽松了，却一点儿都不后悔。

实际上，真的为情所困，得了厌食症，就没那么浪漫了。现在很多女艺人由于职业需求，瘦得皮包骨，腿细得跟两根竹竿似的，脾胃很容易出问题。一个健康的女人，身上一定是有肉的。体脂率低到一定程度，痛经、闭经，还有其他妇科病，立刻就找上门来了。瘦到一定程

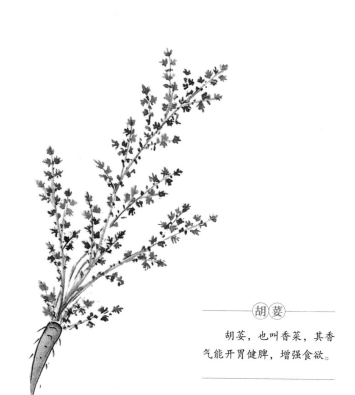

胡荽

胡荽，也叫香菜，其香气能开胃健脾，增强食欲。

度，整个人病恹恹的，做什么事都提不起兴趣，这样的日子，有什么滋味呢？

除了为情所困和病态审美之外，厌食症还有一些其他原因，比如有的人喜欢吃甜食和高蛋白的食物，抑制了食欲；有的人性格孤僻，不爱与人打交道，心理承受能力差，心情不好就不想吃饭；还有些人是饮食没有规律，饥一顿饱一顿，导致脾胃失和。

患上厌食症之后，人体为了生存，会过量燃烧脂肪，导致皮肤起皱，看起来比真实年龄老，而且容易脱发、浑身水肿，会出现心脏功能下降、脑供血不足等问题。

想要治疗厌食症，就得从以下四个方面着手：

❶ 饮食定时定量，不要挑食。这个不吃那个不吃，营养不会均衡。人工制作的零食尽量不要吃，如果戒不掉就少吃一些，在两顿饭之间吃，不要影响正餐。饮食慢慢地恢复了，体重也会逐渐回升到健康水平。

❷ 不要暴饮暴食。厌食往往伴随着暴食，要么不吃，要么一下子控制不住，吃到肚子快炸开，这样对身体的伤害非常大。可以少吃多餐，多吃蔬菜水果，少喝饮料。

❸ 适当做一些运动。运动可以帮助恢复食欲。

❹ 保障睡眠。睡眠能够让人体神经得到充分的休息，休息好了，脾胃才能正常地运化。脾胃运化正常，营养物质才能够被人体吸收消化，人才会有饿的感觉，不会那么厌食。

⑥ 脾胃是对情绪敏感的反应器

人可能会被气死吗？当然可能，而且不在少数。古有周瑜被气得吐血而亡，现有数以亿计的人因为情绪不好而患有各类恶性疾病。

"气死"是个很笼统的说法，按中医来说，就是肝气郁结，气血不顺，导致身体各部分机能出现问题，导致了疾病的产生及恶化。

有人曾说，现在每天的累，不是因为工作，而是因为工作中遇到的人和事。这是一个烦琐又充满意外的过程，常常让人觉得委屈、愤怒、郁闷，但是由于环境原因，又不能随心所欲地发泄出来，久而久之，全部都由自己的身体承担了。

生气是由肝气郁结导致的，但是跟脾也脱离不了关系，脾虚容易导致生气，而肝气郁结严重也容易影响脾的健康。

◈ 肝和脾的关系

《素问·玉机真脏论》中说道："脾脉者土也，孤脏以灌四旁者也。"意思是指，脾在五行中属土，滋养其余四脏及所有身体机能要部。《医宗金鉴》中提到："肝为木气，全赖土以滋培、水以灌溉。"也就是说，肝在五行中属木，脾胃功能正常了，肝的疏泄功能才正常。

反之，《素问·五脏生成篇》有句话说："土得木而达之。"意思是指脾要正常运行，离不开肝的帮助。所以二者保持着"木克土、土滋木"的关系。肝和脾二者关系正常，功能就正常；关系不调和，或任意一方出现健康问题，另一方也会跟着衰弱。

除此之外，《金匮要略》中说："见肝之病，知肝传脾，当先实脾。"意思是指：如果肝得病了，极容易传染给脾，而要治疗肝病，得先健脾。

在肝脾不调的问题中，最常见的毛病是肝郁脾虚，一般分为三种情况：

一是土虚木乘，意思是如果脾气虚，就容易被肝气克制，导致脾更加虚弱。二是肝的疏泄功能虚弱，导致肝气郁结，脾也不能正常运化，导致木郁土虚。三是肝的疏泄超出正常强度，导致脾胃功能失调，中医上称之为木旺乘土。

脾虚的人气力不足，在生气的时候，一般不是大吵大闹、暴跳如雷，而是生闷气。精神气儿差，心情差，身体倦怠，不想说话，连饭也不想吃。脉弱。

✥ 如何调理肝部疏泄导致的脾虚呢？

对于由于肝部疏泄导致的脾虚，或脾虚导致的肝部不适，又或是二者不调，中医上常用"补气三兄弟"来调理：党参、人参、黄芪。这三者使用范围都很广，可以补力补气，增加体力和活力。

《本草从新》推荐用佛手调理脾虚："理上焦之气而止呕，进中州之食而健脾。"除观赏外，佛手也是一味极好的中药，可以疏肝理气，搭配党参效果更佳。除此之外，党参、白术、木香、陈皮都是不错的补气理气良药。但是如何食用，需要在医生的指导下才能入食。

 ### 党参佛手茶

原料：党参 10 克，佛手 5 克。

做法：开水冲泡，代茶饮。

 ### 玫瑰茶

原料：玫瑰花苞 10 克。

做法：开水冲泡，可适当加入冰糖等。

✦ 舒气操

① 呈自然站立状态，双脚微开。

② 脚跟微跷起，双手向上水平举起，尽力向空中拉伸至最高处再缓缓收回。

③ 双脚并拢，双臂向两侧尽力向后扩，坚持八拍再缓缓收回。

④ 双脚并拢，弯腰向下，手指尖碰地。

⑤ 借助椅背，双臂向背后靠拢拉伸，坚持 30 秒以上。

⑥ 微蹲双手抱膝，每次保持 60 秒以上。

⑦ 向后弯腰到最大幅度，每次坚持 30 秒以上。

（以上每次都是八拍，可早中晚各一次，适合在办公室进行，只有身体舒缓了，肝脏才能舒缓。）

✦ 关于生气的一点儿小建议

常有人劝，不要生气，生气对身体不好。道理大家都懂，都会说，但没多少人做得到。无数悲剧告诉我们，生气是世界上最无效的行为，除了伤害自己，其实对别人影响不大。不生气，不是劝你软弱，是劝你保护自己。

人都有不好的情绪，要学会尊重自己的感觉，接纳、面对，并学会正确处理它。学会克制和管理情绪，是保护自己的重要措施，也是提升生活质量与幸福感的基本。

生气时，我们可以试试以下方法来化解：

深呼吸，多喝水。简单的深呼吸动作能相对减轻愤怒的情绪，人体在生气时会分泌出一种肾上腺素，也被称为"痛苦激素"，这种激素会让人情绪低落，烦躁不安。大量喝水有助于身体排出这种激素。

听音乐。找一些悦耳舒缓的音乐来听，舒缓的音乐可以帮助你恢复平静。先冷静下来之后，再考虑下一步要怎么做。

写日记。把自己心中的不满、愤怒、烦躁等负面情绪全部写出来，写作的过程就是发泄的过程，写完之后再回看一下你写下的东西，就知道其实都是一些没必要生气的小事。

出去散步。做完了以上三点，心情还是不好的话，不妨出去散散步，呼吸一下新鲜空气，看看外面的花花草草，换个环境，也许感觉心情立马就不一样了。

7 湿气凝聚伤脾胃

《黄帝内经》中病机十九条，其中一条提到："诸湿肿满，皆属于脾。"意思是脾虚易产生湿气堆积，导致人变得虚胖浮肿，以及出现一系列因为湿气引起的病症，因此，又将体内的湿气，称之为毒气或毒素，是人体不必要的废气、垃圾。

现代很多人喜欢在觥筹交错的氛围下谈事情，经常在饭桌上大快朵颐，晚上又常常吃夜宵，肥甘厚味的东西吃多了，就会导致湿热聚集于中焦，出现脾胃湿热的症状。脾胃湿热的主要表现，是身体疲惫、口苦、口渴又不想多喝水、尿少而黄。长此以往，还可能发展出慢性胃炎、脂肪肝、高血脂、湿疹等疾病。

想要治疗脾胃湿热，关键在于清热利湿，让脾气变得充足。脾气充足了，水湿自然就代谢出去了，例如金银花、菊花、苦瓜、冬瓜、丝瓜、莲藕、鸭肉等食物，都有这样的功效。

除了饮食之外，当外界的寒湿进入人体，首当其冲的就是脾胃。不管是夏天贪凉吃的冷饮和寒凉食物，还是雨天淋了雨没及时擦干，抑或是居住的环境湿气比较大，都会导致寒湿困脾的症状。

寒湿困脾最常见的表现就是腹部胀闷，口水黏稠，嘴里没味道，大便软而无形，黏在马桶上冲不下去，面色萎黄，容易水肿。女性寒湿困脾，还会出现白带增多等情况。

《黄帝内经》提出了治疗寒湿困脾的方法，即用温热的食物和药物将寒湿驱赶出体外。中医最常用的方法是艾灸，艾草性温，能够温热身体，让人发汗，排出多余的湿气。每天抽出 15 分钟，用艾条灸脾俞穴，就能有明显的效果。

祛湿是很复杂的过程，中医常以内服、外治、药膳、食疗、药茶等多种方式进行治疗。如果你有了明显的脾虚症状，可先到正规医院去就诊，确定是不是脾虚，是何种脾虚。由专业的医生来确定后，在日常生活中再对症调理，效果会更好。

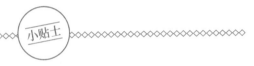

湿气重的典型症状

❶ 全身无力

莫名犯困，说话都打不起精神，容易疲倦，喜欢坐着不动也不说话，还容易出现头晕昏沉等现象。全身沉重不清爽，有异样感。

❷ 食欲不振

因为脾出现问题，导致食物消化运输不到位，废气累积在内部，就吃不下东西，甚至连水也不愿意喝。

❸ 大小便异常

大便黏腻，腹泻，尿频、尿黄。

❹ 舌苔异样

脾虚湿重的人，舌苔多为厚腻的白色，舌头肥大，两侧有齿痕。

❺ 多发老年常见疾病

如心脑血管疾病、糖尿病、关节炎、慢性支气管炎等疾病。

❻ 皮肤受损

面色憔悴无光泽、暗黄，并发炎症，出现黑眼圈、眼袋，等等。

❼ 虚胖

容易出现大肚腩，且不能通过节食、运动减肥成功。

❽ 怕冷盗汗

睡觉的时候经常出汗，醒后不再出汗，有时感觉口干舌燥。

⑧ 怀孕、分娩的女性都脾气虚

生育对女性来说，是个特别艰难的过程，身体会受到极大的伤害。有些是肉眼可见的，有些却是不能与人言说的，还有一些是身体内部机能的下降，连她们自己也意识不到。

✦ 女性怀孕后脾虚的原因

女性怀孕后，自身免疫力是很弱的，各个方面的机能都会减弱，而内脏及身体的负担却越来越重。一般女性怀孕后出现脾虚有以下原因：

❶ 本身在怀孕之前就存在基础疾病，脾胃功能不好，在受孕后情况变得严重，并且凸显出来。

❷ 因为妊娠反应导致食欲下降，营养跟不上，或者为了胎儿饮食过量、营养过剩等。

❸ 怀孕不适导致睡眠质量变差。

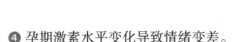

❹ 孕期激素水平变化导致情绪变差。

❺ 在怀孕的时候，人整个身体包括内脏功能变弱，自我调理能力变差。

很多人容易对产后的妇女有误解，认为就算是怀孕和生产的时候，对身体损害很大，坐完月子后，养了大半年了，就能恢复如常了。但其实，生产对女性的伤害，不是大半年或者短短几年的时间就能恢复的，这对有些女性身体的伤害是永久，且调理不过来的。

产后脾虚还有一个很常见的原因：有些人能意识到怀孕和生产对身体的伤害，所以孕期被保护得特别好，但是等生产完，家人在精神上就松懈下来，觉得没事了，放松警惕，疏忽大意，不注意禁忌，饮食调理也没跟上，导致产后脾虚。

其实产后很长一段时间内，还是应该继续对女性进行特殊护理和调养。女性怀孕时，体内会滞留很多的水排不出去，所以女性生育时和生育后，动不动就大汗淋漓，十分虚弱，容易受凉风邪气的入侵。而此时脾脏处于功能较弱的状态下，排湿的功能又不够，更容易累积起来。产后体内负担重，还要日夜照顾孩子，休息不好，又想积极重新投入社会，身体和心理都疲惫不堪，当然不堪重负。久而久之，这个过程就拉得很长，脾虚的毛病就越来越严重。

✦ 怀孕、分娩导致的脾虚，该怎么调理？

调理因为怀孕、分娩导致的脾虚，要分开来讨论：首先，孕期女性调理具有特殊性，需要谨慎；其次，女性分娩后及流产后的调理以进补营养和修复为主。

孕期女性脾虚如何进补？

在食物方面，注意饮食，但不要大补。很多补品及中药对孕妇均不合适，稍有不慎，后果严重。相反，还是以清淡饮食、科学均衡为主。

有人认为孕妇就应该多补充营养，总是吃各种补品，这是万万不可以的。相反，清淡的小菜、温补的肉类和蔬菜水果对孕妇很有益。

分娩及流产后女性脾虚如何进补？

分娩及流产对女性身体来说是动元气的事情，根基已受到伤害，进补时就需要以修复和补充为基础。但是也要科学适量，不能补过头，给身体增加额外的负担。

可以吃一些营养健脾的食物，多吃鸡鸭鱼肉，多喝点儿排骨汤、鸡汤等温性的食物。此外还可以吃人参健脾丸来调养。日常要注意保暖，不要受凉，多晒晒太阳，多活动活动，忌寒凉辛辣、刺激性食物。

贰

脾虚的影响，
比你知道的更严重

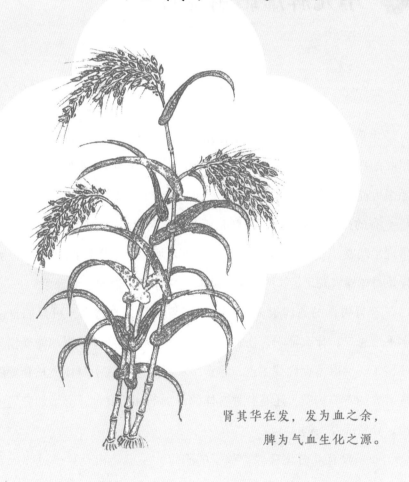

肾其华在发，发为血之余，
脾为气血生化之源。

① 小儿脾虚影响发育

生活中，当我们看到两个体形相差较大的孩子在一起时，常常会觉得胖的那个孩子饭量大，瘦的那个孩子一定是平时没有好好吃饭。但真相很可能出乎你的预料。

有的孩子饭量很大，可就是不长肉。为什么呢？很可能是他的脾胃出现了问题。一旦脾胃功能失调，就无法吸收和运送食物中的营养物质，导致身体器官缺乏足够的能量，从而出现体形"消瘦"的现象。

脾胃失调的原因很多。有些孩子胃口好，吃得多，可他们自己根本不懂忌口，什么都吃，伤脾胃的东西吃多了，导致脾胃功能受损。有些孩子长期以零食代替主食，零食中又比较缺乏孩子身体成长和健康发育需要的营养物质，还有各种各样的添加剂和防腐剂，会增加脾胃的负担，导致脾胃失调。

如果没有及时注意保护孩子的脾胃，不但会出现孩子过胖或者过瘦，还会影响正常的身体发育。

✦ 脾虚是导致孩子瘦小的原因之一

小孩子身体瘦弱的原因很多，有些是遗传父母的，这种往往很难改善。而有些却是由后天造成的脾虚。平时饥一顿饱一顿、爱吃零食、缺乏运动等，都会导致脾虚。用现代医学来说，就是身体当中缺乏一些微量元素。微量元素不够，孩子发育迟缓，体形也会比同龄人矮小。

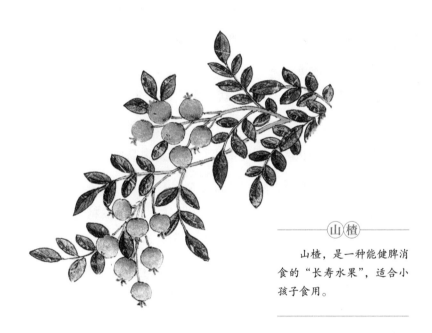

——山楂——

山楂，是一种能健脾消食的"长寿水果"，适合小孩子食用。

很多家长会抱怨："我家孩子就是不好好吃饭，追在屁股后面喂都没用。"其实，孩子不好好吃饭，可能不是因为你做的饭不好吃，或者他们故意不听话，而是因为脾胃弱，实在吃不下。强迫他们吃饭，只是治标不治本。想要让孩子"发自内心"地想吃饭，还是得先健脾。

因为孩子正在长身体，要健脾养胃，采用"药补"和"茶补"的方法并不合适，这两种方法多少都会给身体带来一定的副作用。因此，应主要从饮食和日常作息，以及生活习惯方面调理。

儿童的脾胃一般比较脆弱，但他们正在探索期，不知道什么能吃，什么不能吃，什么对身体好，什么伤脾胃。所以作为家长，就要多操点儿心，尽可能减少带孩子在外面吃饭。

少点外卖，少做一些辛辣刺激的饭菜等，这些都是保护孩子脾胃的关键。这类食物不但口味太重，而且也不健康。长期食用这类食物的人，也很难再习惯吃家常便饭。

就像我身边有位朋友，喜欢吃盐，平常吃个家常菜，饭菜都上桌了，他还要再加一次盐，不然就吃不下去，觉得没味道。但是食盐摄入过多，对身体的损害会很大，因此他年纪轻轻就患高血压了。成年人都是这样，更别说儿童了。

有些家长自己的厨艺可能并不好，工作太忙，也没精力为了孩子去学做饭。和孩子一起在家时，不是懒得做饭，就是只会做一些类型单一的食物，要么就是只做自己喜欢吃的东西，往往会忽略小孩子正在长身体。

实际上，作为家长，应该多注意一下孩子们喜欢吃什么，应该吃什么，不能吃什么。不妨回忆一下，家里会不会经常做炒腊肉、青椒肉丝、大盘鸡、麻辣牛蛙之类重口的食物？其实这些食物对孩子的脾胃都不好，可孩子没的挑，只能跟着大人吃，吃不到真正适合自己的食物，身体自然不会好。

❖ 好好吃饭也有小妙招

想要帮助孩子更健康地成长，就要从培养日常饮食习惯做起。身为父母，应尽可能地给孩子言传身教，帮助他们养成良好的饮食习惯。

除了人们常说的不挑食外，还有以下几点：

❶ 要忌口：孩子不适合吃的，就坚决不让孩子吃，或不能多吃。此外，孩子如果感冒发烧，也需要严加管理饮食。

❷ 多吃五谷杂粮：五谷杂粮中含有的淀粉、膳食纤维以及 B 族维生素，是其他种类食物无法替代的。因而要保证孩子每天吃些五谷杂粮，这不仅对孩子日常活动、生长发育和健康至关重要，而且也为孩子饮食习惯的培养和身体健康打下良好基础。

❸ 专注地吃：吃饭时尽量不要被其他因素打扰。

❹ 细嚼慢咽：很多孩子为了玩，吃饭胡乱扒几口，囫囵吞下去，这样是很伤脾胃的。

❺ 不吃得太饱：有些家长对孩子的饭量也不控制，任由孩子看见喜欢的食物就吃得停不下来，直到把小肚子撑得圆滚滚的。吃得太饱容易发生积食，很伤身体。再好吃的食物，也只能让孩子吃八分饱即可。否则养成了这样的习惯，不但会把胃撑大，也会影响健康。

❻ 不吃夜宵：一定要禁止孩子在晚上 9 点过后进食，尤其是睡前进食。小孩子的消化系统本身就没有发育成熟，再吃夜宵，会加重脾胃负担，影响生长发育。

② 脾虚是女性月经不调的根源

深受痛经折磨的女性不在少数，很多人都把这归因于身体素质不好，甚至司空见惯之后，会觉得痛经是女性每个月必然经历的一场劫难。我们只知其然，却不知其所以然。

《医宗金鉴》中记载："先天天癸始父母，后天精血水谷生。女子二七天癸至，任通冲盛月事行。"古人将月经称为癸水，一般在女子十四周岁后出现，是父母赋予孩子的先天特征。但是，后期如何调养月经带来的疼痛，则取决于自身的饮食和生活习惯。

在当代，对月经有明确且清晰的定义：月经是生育期妇女重要的生理现象，指由于卵巢周期性变化，而出现的子宫内膜脱落和出血现象。它有一定的规律，代表着女性生殖功能发育成熟。

实际上，痛经的病因根源，一般可分为"血虚肝郁"和"脾虚寒凝"两种。具体个体的原因是什么，则需要经过医生检查后方可确定。如果是脾虚引起的，其病理根源是什么，又该如何调理呢？

✤ 脾虚导致痛经的原因

脾虚导致痛经的原因，离不开一个"寒"字。有人说，我从来不让肚子吹到凉风，不吃冷饮，也不让身体受凉，为什么会出现这种状况呢？其实这大多不是外在环境的原因，而是内在的原因。

脾管运化，脾虚就会导致体内脾气阻塞不通，湿气累积，久而久之，就形成了脾虚寒凝的情况。

另外，虽然很多人自以为将自己保护得很好，但是现代社会无时无刻不面对寒气的侵扰。比如早出晚归、不晒太阳、不爱运动、不出汗，以及在空调房间里吹冷风，等等，这些都会让寒气在无形中入侵到我们的身体里。

为什么痛经的时候，捂热水袋和喝热饮就能缓解疼痛呢？说到底，痛经就是体寒造成的。

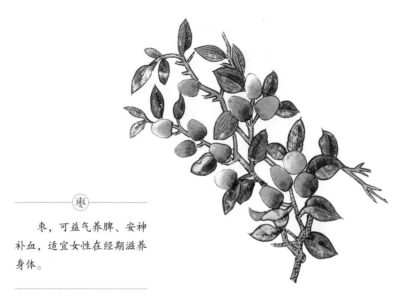

枣

枣，可益气养脾、安神补血，适宜女性在经期滋养身体。

✦ 调理脾虚痛经的方法

调理痛经什么时候开始都不晚。我们提倡在月经前就开始调理，这样在下次月经到来时，症状就会有所缓解。我们可以把痛经当成一个月一次的硬仗，打仗当然是未雨绸缪，先准备妥当，大战时才能把伤害降到最低。日常中医调理、食疗、喝茶、保暖、祛湿、祛寒等方法都可以达到养血健脾的作用。

如果是月经期间，采取的策略就不是慢慢调养了，而是要打急仗。先缓解当前的疼痛和不适，过后再慢慢调理。喝热水、喝热汤、捂热水袋、按摩、艾灸等都可以快速缓解症状。

经期后往往是气血最差的时候，最需要静养，这时候不适合进行调理，只有等这个时期过后，精力恢复了才可以进行。

远离刺激性食物

西医不忌口，不管是月经还是坐月子，都讲究行为自如。但根据中国大多数女性的体质来看，我们保养的传统还是有必要的。

回想看看，如果你日常并没有痛经的症状，月经量也正常。在月经期吃了冰冷、辛辣、上火的食物，是不是就容易出现腹痛、头晕、呕吐、腹泻等情况？有些人还会出现跟"打摆子"一样畏寒怕冷的症状，在大热天还手脚冰凉。

中医上说，这是因为寒邪之气会瘀阻在子宫和脾胃等部位，导致气血运行不畅通。如果你平时就有脾虚的症状，在月经快来或正值经期的时候，一定要注意保持良好的生活习惯。远离冰冷、辛辣等刺激性食物，尽量以温补型的滋润食物为主。

用中药进行调理

痛经一直是中医史上的常见病，治疗痛经的药方也有很多，各有所长。有很多中药都可以使用，如吴茱萸、肉桂、小茴香、益母草、当归等。

痛经也有不同类型，比如气血亏虚型、寒湿瘀滞型，根据不同类型对症下药才能更有效果，气血亏虚型痛经可以多吃补气养血的中药，寒湿凝滞型痛经可以多吃温经散寒的中药。

中药调理不能追求立竿见影的效果，虽然疗程较长，但好在没什么副作用，对身体几乎不会造成伤害。

③ 脾虚的女人老得快

所有女人都希望自己能青春永驻，容颜靓丽，但岁月总会在我们的脸上镌刻出岁月的痕迹。虽然大家都在自然地老去，但有些女性朋友会发现自己苍老得特别快，看起来比实际年龄显老，这又是怎么回事呢？

有人以为，她们可能是由喝水少、睡眠不足、运动少、心情不好等造成的。但这些只是表面原因，真正的原因还是和脾虚有关。

✤ 35岁，人生的分水岭

很多女性可以明显感觉到，35岁之后，身体大不如从前。《黄帝内经》中也说到过："五七，阳明脉衰，面始焦，发始堕。"是指女性到了35岁之后，阳明脉虚弱，面容憔悴，头发开始脱落稀疏。这里的阳明脉就是指脾胃经。

女性正常的分水岭是 35 岁左右，但是有些女性不到 35 岁就已经脾虚了，日常表现有说话中气不足，虚弱无力，经常风寒咳嗽等。《红楼梦》中的林黛玉，就是由于病后体虚并忧思过度而引起的典型的脾虚症状。在现实中，这样的女性即便再天生丽质、我见犹怜，但是脸色憔悴焦黄，眼圈乌黑，看起来也不那么美观。

有人说这是一种"病态美"，可这实在不是一种正常的审美水准。都已经"病态"了，又何谈美？只能说"情人眼里出西施"。林黛玉是书里的角色，经过了文学修饰，要是把这种病态换到我们自己身上，那可就是另一回事了。

❀ "阳明脉衰" 人显老

为什么有些女性已经年过 35，还面若桃花，满面春风；有些还未到 35 岁，就早早地成了"黄脸婆"呢？仔细观察不难发现，一切都由内而起。

阳明脉主气血，脉象虚弱，自然引起气血供应不足，不能供养全身的需求。身体机能出现问题，从而导致由内到外的明显症状。一般有脸黄、面色憔悴、脱发等症状的人，必伴有气虚气短、心情抑郁、神情倦怠、抵抗力变差等问题，部分人可能还会出现虚胖的症状。

这也是有些女性中年会发福的原因。明明食欲不振、睡眠不好，肠胃也不好，但是莫名地越长越胖。

◈ 慢，是衰老的重要表现

女性呈现衰老状态，除了影响皮肤和面容外，身体状态和精神气儿也很容易暴露问题。世界卫生组织提出，"说得快、走得快、拉得快"，这三项指标就能判断出人的健康程度和衰老程度。

相反的是，脾虚的人，则往往表现为"说得慢、走得慢、拉得慢"。

脾的一个重要功能就是升清降浊。如果升血、泵血的功能正常且健康有力，那么人就会头脑清晰、思维敏捷，说话条理清楚，速度很快。而脾虚的人，往往大脑供血不足，自然说话就慢，甚至条理混乱，前言不搭后语，说过就忘。

在中医里，脾也主肌肉。脾虚的人无法支撑肌肉的力量，走路自然也就慢了。同样的，控制肌肉的力道变弱了，大便时肠道蠕动的力量也弱，自然拉得慢。新陈代谢慢了，体内毒素与垃圾存得多了，自然就衰老得快，而且特别显相，会出现长斑、长痘、皱纹、黑眼圈、眼袋等问题。

◈ 如何调理由脾虚而造成的衰老？

那么，脾虚而导致的衰老，要如何调理呢？这可是一个复杂的过程。脾虚导致的颜值问题、衰老问题，并不是做做美容、保养一下就能改变的，因为内在出了问题，还需从内在解决问题。

如果不是特别严重的状态，需要用药物进行调理，我想分享几个特别有用的小绝招，特别适合女性朋友，在工作生活中也简单易操作。说起来就是四个字"注重养生"，有人听见可能就想笑，认为这是老年人才应该注重的。

但是事实证明，养生应该从很小的时候就做起，特别是压力较大的年轻人和需要特殊关注的女性，越早养生越好。而且要养成习惯，将养生贯彻到日常生活的方方面面、时时刻刻。吃什么、做什么，都从养生的角度考虑。

换句话说，就是"小心呵护自己，未病先养"。

④ 女性脾胃好更养颜

随着物质条件越来越好，我们的生活水平也在不断提升，各种护肤品、化妆品层出不穷。很多注重穿着打扮、护肤并且注意饮食的爱美女性，因为长期保养身体，很难被别人看出来真实年龄。

但是也有一些女性朋友，气色总是不好，即便用了昂贵的护肤品，还是难掩肤色蜡黄。看起来没精神，比同龄人要显老。而且身材走样，乳房、臀部下垂，头发干枯，皮肤干燥等问题，会随着年龄的增长，越来越明显。

面对逐渐失去弹性、不再白嫩的皮肤，和每天都在掉的头发，说不焦虑是假的。在浏览网站时，我们会看到不少这样的帖子：

> "结完婚生了孩子后，我努力减肥，虽然瘦了下来，但是却发现脸色越来越黄。最让我受不了的是被人称为黄脸婆，就算我知道别人是开玩笑，也令人难以忍受！我白天窝在办公

室，尽量不晒太阳，怎么皮肤也没见白呀，想请教中医专家，怎样可以让我远离黄皮肤。"

"我快50岁了，现在气色越来越差。天天喝蜂蜜水想美容养颜，晚上也已经尽量早睡了，可是怎么也不见有效果？希望请专家推荐一下可以日常服用的药膳或者茶水，让我的气色能看起来好一点儿。"

这是很多女性朋友都有的困扰：已经在努力调整作息，尽量不熬夜，按时吃饭，每天饮水量也算达标，甚至还定期花大价钱去做医美，可不管怎么努力，都收效甚微，外表看不出太大变化。她们会怀疑，难道自己的基因真的天生比别人老得快吗？有时候失眠脱发严重了，甚至还会胡思乱想，自己是不是得了什么大病？

实际上，对于女性来说，不管是护肤、化妆还是医美，都只停留在问题的表面上，没有深入到问题的根源。想要从根本上调理身体，就得花工夫在脾胃的调养上。养好了脾胃，就会由内而外散发出好气色，比任何化妆品都管用。

❖ 脾胃，女性衰老的"杀手"

女人到了一定的年纪，之所以还能够保持年轻美丽，有时候并不是她用的护肤品有多贵，或者嫁给了多么有钱又宠她的老公。很可能只是因为她的脾胃功能要比同龄人好得多。

有句话这样说："女人的衰老，是从脾虚开始的。"

一个人的长相是爹妈给的，可后天是否显得年轻美丽、有气质、状态好，却是"脾胃"功能给的。当一个人的脾胃功能出现问题时，营养物质就不能被顺利地运送到身体的各个地方。这样一来，身体各部位所需要的营养无法得到满足，就会出现各种疾病，使得整个人的精神面貌都呈现出一种病态。

脾胃功能异常，不仅会影响人的气血循环，连身体肌肉原有的弹力也会渐渐下降，皮肤的光泽也会慢慢地暗淡下去。这就是女人到了一定年龄，皮肤泛黄、容颜憔悴的根本原因。其实不是你真的变老了，只是脾胃不好而显老。

如果不加以调养，任由脾胃功能衰减下去，那这种"假衰老"慢慢就会变成真的。如果我们从现在开始调养脾胃，你会惊讶地发现，你开始"逆生长"了，气色越来越红润，皮肤也开始变得有弹性，好像年轻了好几岁！

❖ 女人脾胃虚弱的症状

那么，怎么判断一个女人的脾胃是否健康呢？其实很简单。

脾虚一般的症状表现，以食欲不振、胃胀气、泛酸、打嗝、口臭等为主。还有部分女性会出现月经不调、痛经、闭经、崩漏、排便无力、尿频、不孕等症状。胃口不好的时候，可能对平时喜欢吃的东西也提不起兴趣，经常觉得腹部胀气，做什么好像都差点儿状态。

✤ 想年轻，健脾胃

要想变年轻，时时刻刻都有好的状态，就要从内部着手，调养脾胃。脾胃不虚，你才能更美丽。那么，具体要怎么做，才能调养脾胃，恢复年轻态呢？

可以选择中医穴位按摩的方式。只要找准穴位，用正确的手法，就能有效改善疲惫的状态，舒缓心情，改善气血循环，让你的状态有所恢复。

比如，可以按摩太冲穴和合谷穴。

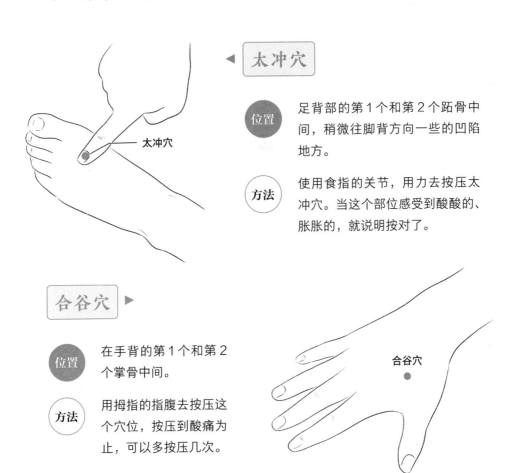

◀ **太冲穴**

太冲穴

位置 足背部的第1个和第2个跖骨中间，稍微往脚背方向一些的凹陷地方。

方法 使用食指的关节，用力去按压太冲穴。当这个部位感受到酸酸的、胀胀的，就说明按对了。

合谷穴 ▶

位置 在手背的第1个和第2个掌骨中间。

方法 用拇指的指腹去按压这个穴位，按压到酸痛为止，可以多按压几次。

合谷穴

没事的时候，多按一按这两个穴位，能让我们的脾胃更好地运作，气色会不知不觉好起来。这个方法简单又管用，也不用单独空出时间来做，现在你就可以试一试，看看有没有酸胀痛的感觉。

❖ 会吃的人，更美丽

食疗，是女性保持美丽最为健康的方法之一。还记得香港的女演员赵雅芝吗？她被称为"不老女神"，虽然已经快 70 岁了，可和同龄人站在一起，看上去要年轻得多。在一档综艺节目上，赵雅芝分享过自己保持年轻的秘诀——煲汤。

对于脾胃虚弱的女性而言，平时就要多在饮食方面下功夫，煲汤就是一种很好的方法，它可以将食物中的营养物质都提取出来，融合在汤里，帮助我们的脾胃更好地消化和吸收。

🥣 红枣莲子银耳汤

食材：银耳 1 朵，红枣 10 颗，莲子 15 颗，冰糖适量。

做法：❶ 银耳提前在水里浸泡 10 分钟。

❷ 红枣、莲子洗净后，和银耳一起放在沸水里煮 30 分钟，根据个人口味加入适量冰糖，直到食材煮烂即可。

注意：每天做一次就可以，喝一点儿不但对脾胃好，心情也好，整个人的气色和状态都会慢慢年轻起来。

脾胃虚弱的女性，一定要多吃一些能够健脾养胃的食物，比如红枣、党参、莲子、玫瑰和糯米，等等。尤其是在例假期间，女性的身体比较脆弱，对营养的需求也比较大，更要在饮食上多注意。食用一些有营养的东西，能让我们保持情绪稳定，对身体有很大的益处。

痛经的女性朋友，可以尝试一下姜艾薏米粥。

 姜艾薏米粥

食材：干姜、艾叶各 10 克，薏苡仁 30 克。

做法：❶ 将干姜、艾叶洗净，水煎取汁备用。

　　　❷ 将薏苡仁洗净，浸泡 2~3 小时，放入锅里，煮到八成熟，再加入前面的汁水，煮熟即可。

注意：干姜、艾叶都是温阳祛寒的，薏苡仁健脾化湿，搭配起来可以有效地温经止痛。

 参归枣鸡汤

食材：鸡腿 1 只，党参 15 克，当归 15 克，红枣 8 颗，盐适量。

做法：❶ 将鸡腿洗干净，剁成块，放入沸水中汆烫，捞起来冲干净浮沫。

　　　❷ 将鸡肉、党参、当归、红枣一起冷水下锅，大火煮开，转小火，继续煮 30 分钟，加盐调味即可。

注意：这个汤可以补血活血，活络通经，推荐月经不调、闭经的女性朋友尝试。

除此之外，还要多摄取一些维生素 C，在养胃健脾的同时，让自己尽量保持心情愉悦，从而达到美容养颜的效果。

❖ 运动好了，脾胃也就顺了

想要让脾胃更健康，我们不光要在吃上下功夫，也要多运动、多活动。我有一位朋友，为了改善身材报了瑜伽课。每天下班回去坚持练，慢慢地，她发现原来几个月来一次的例假变正常了，胃口好了很多，睡眠质量也提高了，而且整个人看起来更精神、更年轻了。

女人要变美，运动是必不可少的。但中医其实不推荐剧烈运动，而是建议大家做合理的锻炼，以活动筋骨为目的。合适的运动量，恰当的运动方式，才能增强我们的脾胃功能。

很多女性结婚生子之后，一边上班，一边照顾孩子，还要抽出时间来提升自己，就没有那么多的锻炼时间。在这种情况下，瑜伽就是一个非常好的选择。瑜伽不光不挑场地，也不需要很强的身体素质，而且简单易学，跟着练就可以，练完也不会很累，比较容易坚持。

比如下面这个经典的瑜伽动作，没事就可以做一做：

选择一块空地自然站立，双臂保持自然下垂，自然缓慢地呼吸，眼睛要直视着前方，让身体放松下来。做一次深呼

吸，从前方慢慢打开双臂，再顺势向后缓慢地转下去。在这个
过程中背部要挺直。头向后仰，把自己当成一个展翅高飞的鸟
儿。保持这个动作的时间，可以根据身体的适应程度来决定。

瑜伽长期坚持做下去，对改善脾胃功能有很大的帮助。不但会让我
们的身材越来越匀称，还能够给整个人带来很大的自信心，让我们散发
出独特的魅力和光彩。

❖ 脾胃是会读心术的

对于脾胃来说，情绪也非常重要。情绪的变化也会影响到我们的脾
胃功能。女人想要变美，一定要保持情绪稳定。

如果经常情绪低落，把烦心事都憋闷在心里，或者总是发脾气，人
的气色也不会太好。而且这样下去食欲就会下降，影响脾胃运作。这时
候还想年轻美丽，就等同于痴人说梦。

保持好心情，养好脾胃，就能形成一个心情和脾胃之间的正向循
环，一切都会顺畅起来。只要身体的各个机能也开始正常运转，人自然
就会变得更年轻、更有气质。

⑤ 喝凉水都长肉？
典型的脾气虚

在今天的社会环境下，随着工作压力的增加和生活习惯的改变，肥胖的人变得越来越多。人们普遍认为，一个人会变胖，大概率就是吃得多，动得少。体内的脂肪日积月累地堆积起来，就会形成"肥胖体质"。

不过，有两类人比较极端。一类是平时吃得不多，在饮食上会节制，偶尔还有锻炼的习惯，但是体重依然超过了正常范围。另一类则相反，他们任何时候胃口都很好，从不忌口，可看起来还是很瘦。

我们应该都听过身边的人说过这样的话："像我这样的体质，喝一口凉水都会长肉。"指的就是第一类人。站在中医的角度来讲，"喝凉水都长肉"的这类人，大概率是体内的"痰湿"在作祟。

如果脾的运化水湿功能失调，代谢能力就会下降，而应该排出去或者消耗掉的"脏东西"堆积在身体里，就会形成痰湿。但这里的"痰"是指人体内津液异常堆积的一种病理现象。中医上说："脾主运化，喜燥恶湿，脾气亏虚，失于健运，水湿停滞，酿成痰湿，变成膏脂，日积月累，则成肥胖。"

脾胃是身体重要的"仓廪之官"，它在我们身体里主要的功能，可以用"运化"两个字概括。运，就是转运、输送；化，就是消化、转化。脾能够吸收水谷精微，把水谷精微转化成气血津液，向上输送到心、肺，再由心、肺输送到全身，供我们日常活动使用。

脾虚的人，不是过瘦，就是过胖。过瘦是因为脾失去了消化和吸收的能力，食物还没有转化成精微，就被排出了体外，营养不能被吸收。过胖是因为脾吸收了营养，却没有输送到身体需要的部位，导致湿气堆积。于是，就会出现"喝一口凉水都长肉"的现象。

很多人不知道原理就去减肥，结果越减越肥。还没运动多久，身体就会特别累，有种"心有余而力不足"的感觉。要么就不吃饭，看似管用一阵，但正常饮食之后，反而会变得更胖。

✣ 其实，你并不是真的胖

我们应该都听过"虚胖"这个词。

所谓"虚胖"，指的是体内的"痰湿"堆积得越来越多，身材也因此变得越来越"肥"。这种肥胖主要表现为腹部肥肉松软，体态丰腴，整个人看起来好像肿了一样。

有句话这样说："十个胖子九个虚。"其实很多胖人并不是真的胖，而是脾虚导致的。

❀ 脾气虚的症状表现

生活中，大多数人都会有脾气虚的症状，由于缺乏中医的相关知识，所以很难想到和这个方面有关。那么，如何判断自己的肥胖是不是由于脾气虚呢？可以根据以下几点来做一个测评。

脾气虚主要有食欲缺乏、腹部发胀、四肢无力、倦怠疲乏等症状，休息再长时间也觉得困乏，有一种总是睡不够的感觉。另外就是一些产后的女性更容易出现虚胖型身材。

脾虚是一种发病缓慢，潜伏较长的病理现象。如果不加以注意，不仅会影响到体形变化，还会危及健康。

想要改善这种情况，首先应当通过调节脾气虚，解决体内的痰湿的问题。由于脾气虚积累较久，解决起来也需要一定的时间，因此我们要从日常生活习惯开始调整，包括饮食、作息、运动和按摩。这几个习惯日复一日地积累下去，从量变到质变，脾的功能也就慢慢恢复了。

❀ 脾是可以养好的

俗话说"病从口入"，大多数疾病的产生都离不开饮食。我们在日常生活中一些不好的饮食习惯，是形成脾虚的"元凶"。所以，脾虚的人尤其要注重饮食。

首先，要避免吃辛辣刺激的食物，保证清淡饮食。少吃油腻的、难以消化的食物，因为一旦摄入这类食物过多，就会增加脾的负担，多吃容易消化的、温和的食物，可以起到护脾的效果。

其次，在饮食中可以考虑添加一些能够健脾的食物，比如茯苓、白术、薏苡仁、山药、绿豆和红豆，还有丝瓜、扁豆，等等，这些都比较好消化。

养脾、健脾最简单的食疗做法是熬制养生粥。

 ## 扁豆薏米红豆粥

食材：白扁豆、薏苡仁、红豆各15克，冰糖适量。

做法：❶ 白扁豆、薏苡仁洗净后干炒一遍，红豆洗净备用。

❷ 锅中加入清水烧开，依次加入炒好的白扁豆、薏苡仁、红豆，大火煮沸后再换成小火慢炖5分钟左右，可根据自己的口味添加适量冰糖。

注意：每天吃一点儿能够强健脾胃，尤其适用于湿气比较重的肥胖人群。

此外，由于脾气虚会造成痰湿的现象，所以要尽量少吃凉性的食物，否则就会加重体内的痰湿。可以用参苓白术散来调节脾气虚弱，赶走痰湿。这是一种十分健康的食疗方式，做起来也很简单。

 ## 参苓白术散

食材：人参、茯苓、炒好的白术、山药、甘草各100克，莲子、炒好的薏苡仁、砂仁、桔梗各50克，白扁豆75克。

做法：把这些药材研磨成细粉，使用工具筛除掉细粉里的杂质，再混合即可。用温水送服，每次食用6克，一天食用2次。

　　在这几种药材里，茯苓、人参、甘草和白术都能够滋养脾胃，尤其是茯苓，最能够抑制脾气虚导致的肥胖。而莲子和白术一起服用可以起到健脾的效果，还能够排出体内的湿气，对治疗脾虚有很大的作用。

✥ 中医按摩缓解脾虚

　　在良好饮食习惯的基础上，可以按摩一些中医穴位，辅助治疗脾虚，效果甚好。

　　想要健脾，避免出现脾虚而造成的身体肥胖，可以按摩足三里穴和带脉穴这两个穴位，让你摆脱"喝凉水都长肉"的困扰，成为一个身体更健康、身材更可控的人。

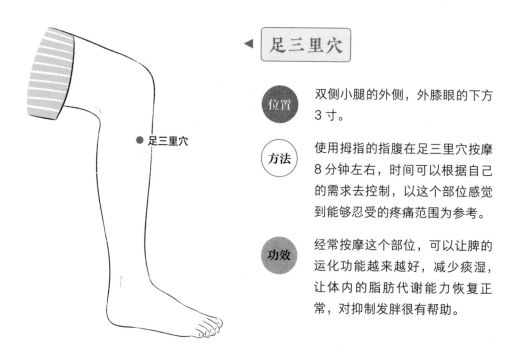

◀ 足三里穴

● 足三里穴

位置　双侧小腿的外侧，外膝眼的下方3寸。

方法　使用拇指的指腹在足三里穴按摩8分钟左右，时间可以根据自己的需求去控制，以这个部位感觉到能够忍受的疼痛范围为参考。

功效　经常按摩这个部位，可以让脾的运化功能越来越好，减少痰湿，让体内的脂肪代谢能力恢复正常，对抑制发胖很有帮助。

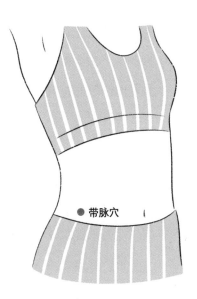

● 带脉穴

位置 侧腹部第 11 根肋骨游离端下方垂直线，和脐水平线的交叉部位。

方法 双手的拇指指腹一起按摩带脉穴，注意要控制好力度，不要太重，也不可以太轻。按摩 5 分钟左右就可以。

功效 这是人体部位唯一横向的一条经络。平时多敲打带脉穴，有助于让脾变得活跃，可以起到排毒瘦身的效果。

❖ 适当运动，让脾更强健

对于脾气虚造成肥胖的人群，需要做一些适当的运动，以此增强脾的功能，辅助身材恢复。

八段锦是我国民间最传统的健身术之一，这种健身方法已经流传了八百多年，据记载源自北宋时期。古人认为，八段锦这一套八种站立的姿势和动作，强身健体的效果非常明显。而且动作也不复杂，不需要其他辅助工具，随时随地都可以练习。对于我们现在生活节奏快的人来说很方便，学起来也非常简单，很适合脾气虚引起的肥胖群体。

在这里只举八段锦的其中一个动作——左右开弓似射雕。

这个动作有一个很好记的口诀：马步下蹲要稳健，双手交叉左胸前；左推右拉似射箭，左手食指指朝天；势随腰转换右式，双手交叉右胸前；右推左拉眼观指，双手收回式还原。

具体说来就是，上半身要保持稳定，不能倾斜。腰部放松，同时把胯部沉下去。双腿保持自然站立，肩膀尽量放松。双手的掌心要向上，双臂保持弯曲，交叉在胸前，要注意左掌在右掌的外面。两个掌心朝向自己，目视前方。

两个手腕稍微下沉收回。先把左手掌变成箭，五指伸开，然后逐渐把中指、无名指和小拇指下握，大拇指和食指不变，从而形成八字掌。把意念放到拇指和食指的指尖让气劲喷发而出，形成箭头，向左侧推出。双腿慢慢蹲成马步的形式，右手以龙爪的形式向右肩膀方向拉，就像拉弓箭的姿势，眼睛要看向左手掌推出去的方向。换个方向也是这样操作。最后再恢复站立时的姿势，收回双手即可。

中医上解读为：左右开弓似射雕的意义为"调左右，平衡金木"。第二式的旧称为"左肝右肺似射雕"，其中"似射雕"是动作要领，"左肝右肺"是言其作用。因此，从理论上来说，本式的主要作用是通过调节肝肺两脏，来调整人体气机的升降。

食疗、中医按摩、运动，这三种方式结合在一起，对健脾和保护脾的功能起到很大的作用。和西医西药相比，这是较为健康和不损伤身体的健脾方式。对想要减肥的人来说，也能起到塑身塑形的作用。

6 吃什么都不胖，
是因为胃强脾弱

　　可能每个人身边都有几个这样的瘦人。他们不用忌口，吃什么似乎都不会胖。在以瘦为美的当代社会环境下，一度引起不少人的羡慕。可实际上，这种体质并不一定就是健康的。

　　中医上说："脾主肌肉，脾失健运，水谷精微生成和传输障碍，气血生化无源，肌肉失养，必导瘦削，软弱无力。"意思是指脾胃虚弱、气力不足，运送和吸收营养的能力就会减弱。气血不足，维持肌肉的力量也不够，身体容易营养不良，需要分解更多脂肪维持日常所需，所以人就会慢慢变瘦。

　　试想一下，不正常的大吃大喝却一点儿都不长胖，是不是本身就很奇怪？肯定是哪个身体机能出了问题，没有什么值得羡慕的。

✤ 胃火旺盛，才会狂吃不胖

胃火旺盛的人，消化系统比较发达，平时吃再多的东西，也会很快就饿。如果吃得多，还总不胖，就要考虑是不是脾虚了。脾虚的人，很难快速把体内的营养物质运输到各个部位，而器官无法获取能量和营养，人自然胖不起来。

一个正常的、健康的人，他的体重和体形是会在一个正常的范围浮动，与当下的饮食习惯和生活方式都有密切的关联。但是这种现象如果长期存在，甚至整个人感觉很疲乏，再休息也无法缓解，就需要重视起来了。

健脾养胃最好的办法，就是食疗。有些人平时不按时吃饭，经常暴饮暴食，又总吃一些很难消化的食物，都是在伤害脾胃。

对于上述提到的"胃口好还吃不胖"的人，尤其要注意选择一些健脾益气的食物，比如莲子、山药、红枣、红豆和小米以及各种五谷杂粮，等等。在这里推荐一种简单的食疗方法：五谷杂粮饭。

 五谷杂粮饭

食材：黑糯米、薏苡仁、荞麦、燕麦、绿豆、红豆、黑豆、大米和红枣各 20 克，冰糖适量。

做法：❶ 将所有食材清洗干净后放在热水里浸泡 2 小时左右。

❷ 在电饭煲中加入适量清水加热至沸腾，把所有食材放入其中，可以根据自己的口味加入冰糖，煮至食材熟烂即可。

注意：作为主食食用，隔日一次，有助于补气健脾，帮助消化和吸收。

✥ 多做腹部运动，可以保护脾胃

对于"胃强脾弱"的人，可以做一些合适的腹部运动，锻炼体内器官，尤其是与脾胃功能相关的部分。这样不仅可以帮助消化吸收，增强身体健康，还可以塑形美容。

抱膝压腹部：仰卧平躺在瑜伽垫上，膝盖提至胸前，双手抱住小腿和膝盖的部位，将膝关节按压向胸腹部。坚持的时间根据自己的体力控制，每天做几分钟，对健脾养胃很有帮助。

⑦ 脱发原因多，健脾很重要

人到中年，皮肤变差、身材走样都有补救办法，唯独脱发最让人苦恼。因为头发太影响个人形象了，而人工植发价格又高。再高的颜值也架不住脱发和谢顶，发际线后移更让人糟心。

其实这都可能是脾虚造成的。

《黄帝内经》中讲女性脱发："五七，阳明脉衰，面始焦，发始堕。"意思是女子到了 35 岁，阳明脉开始衰弱，面色变得焦黄、憔悴、无光泽，也开始掉发、脱发。

《黄帝内经》中讲男性脱发："男子五八，肾气衰，发堕齿枯。"意思是男性一般到了 40 岁肾气不足，就容易掉发，牙齿也会渐渐出现问题。

所以，当到了一定年龄后，如果开始掉发、脱发，不要埋怨洗发水不好、压力过大、睡眠不好等，应该先考虑是不是脾出现了问题。

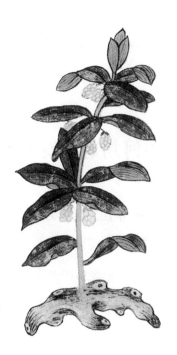

黄精，健脾润肺，可滋养气血，从而达到改善脱发的效果。

✤ 脾虚为什么会导致脱发？

前边我们说到，胃负责分解食物，脾负责把营养运输到身体各个部位，以维持日常身体机能。正常、健康的脾在运行的时候是向上运行的，一个重要作用就是将营养和气血输送到发根处，作为头发健康成长和循环的原料。

脾虚的人，运送气血的能力就很差，无法将营养准时准量地送到发根处，头发就无法受到滋养。更有脾阳虚的人，养料还未变成气血就已经进入肠道排到体外了，头发自然没办法健康生长，干枯、脱发便由此产生了。

简单来说，头发和人一样，都是要"吃东西"的，吃的东西不够，自然会生病。

❖ 如何判定脱发为脾虚所致？

看脱发部位是否均匀

由疾病引起的脱发，一般是急剧的、突然的、成撮集中掉落。而脾虚导致的脱发是个缓慢的过程，脱发量和脱发部位都比较均匀。当你感觉发量整体变少、变薄、变稀疏，但是又没有一块块地秃掉，就可以考虑是脾虚造成的。

看头发是否细软

脾虚的人因为气血和养料不足，头发一般比较细软，不够粗壮。特别是如果你之前的头发是很粗壮黝黑的，但是后期长起来的头发突然变得细软焦黄，和以前完全不一样，那就一定要关注脾的健康。

看头发是否干燥

如果你的头发在某个阶段变得特别枯燥，有发黄分叉的状况，多是脾气不足造成的。或是在某段时间，头发突然变得特别爱出油，要么经常出虚汗，头发湿漉漉的，还有很大味道，这些也可能是由脾虚造成的。

如果突然头发出油量大，导致脂溢性脱发，也需要考虑是不是脾出了问题。

✦ 如何缓解脾虚引起的脱发？

脾虚引起的脱发，其实还会再生长的。

中医认为："肾其华在发，发为血之余，脾为气血生化之源。"因此，出现脾虚脱发的问题，就要以调理脾胃，健脾益气，以养气血为主。

首先，在饮食方面，少吃凉、硬的食物，多吃一些粥类，再增加富含营养的食物，比如含有丰富蛋白质和微量元素的鱼类、蛋类、瘦肉。也要多吃新鲜的蔬菜和水果，补充身体的维生素和微量元素。此外，还可以多吃坚果类的食物，比如核桃、花生、榛子、松子等，这些食物也能补充身体的微量元素和维生素。吃饭的时候要注意细嚼慢咽，饭后适当休息，少做一些剧烈运动。

其次，注意腹部保暖，避免穿露腰、露肚脐的衣服，情志方面要少生气、不生闷气。如果有条件，可以找中医调理一下，适当进补一些中成药。

另外要注意的是，头发再生出来之后，也要保持良好的习惯，不要一有成效就停下来。长期坚持，头发才能真正恢复健康。

⑧ 脾虚导致便秘

想问大家一个有点儿尴尬的问题：你们多久大便一次？对于一些人来说，我相信"一周"这个可怕的数字都属于中等水平。可能有人说我过于夸张，但是事实就是如此，并且还越来越严重。

你们知道正常且健康的频次应该是多久吗？一天两次、一天一次、两天一次都是正常范围。一天三次，属于腹泻的症状；超过三天一次，就算是便秘。很多人对此不够重视，有些便秘的情况可能是脾虚导致的。

✧ 便秘成为网红病的原因

如今，我们的生活环境越来越好，可社会节奏不断加快，导致很多人的生活压力很大，身体也承受着很大的负担。有人为了赶工作进度，常常不按时吃饭，甚至有不少人日常连早饭都不吃。压力大，进食少，便秘慢慢就找上门了。

与健康饮食的人相比，那些暴饮暴食、无辣不欢、喜欢点外卖、吃夜宵、喝饮料的人，便秘的风险会成倍增加。如果还久坐不动、缺乏锻炼，那便秘一定是你如影随形的朋友。

✦ 便秘分很多种类型

便秘成因很多、很复杂，通常分为虚、实两类。由血虚阴亏引起的便秘叫虚秘。实秘又包括热秘、气秘和冷秘：肠胃湿热导致的便秘叫热秘；肝气郁滞导致的便秘叫气秘；脾肾阳虚导致的便秘则叫冷秘。

常规便秘吃一些蔬菜水果就能缓解，但是冷秘的人不能吃，不然会雪上加霜。很多女性便秘就是因为吃太多水果，甚至为了减肥，用水果代替主食。因为大多水果都是偏凉性的，会加重脾部负担，导致大便更加排不出来。

还有很多女孩，一早起来，就吃大量的水果，以为这样能补充维生素，美容养颜。实际上女性大多体寒，水果可以偶尔吃，但绝不能当饭吃，尤其不能当早饭吃。

✦ 如何调理脾虚引起的便秘？

出现脾虚后，气血生化乏源，就会导致气虚。推动无力，胃肠道蠕动的功能就减弱，造成便秘，同时还会有全身乏力、食欲不振、面色苍白、排便时出汗等症状。

此时，调理需以补气为主。可以在医生的指导下服用黄芪汤或者参苓白术散，都有一定的治疗效果。

少吃属性偏凉的食物和水果。特别是早餐，要多吃温暖养脾胃的食物，流食最好，以热粥、米粉、面条等为首选。平时再适当做一些运动，晚上睡觉之前用热水泡脚，这些方法都可以缓解便秘，促进排泄。

对于脾虚造成的冷秘型患者，一般通过调整饮食和生活习惯就能达到改善的效果。严重的话需要通过中药来调理。

在这里和大家分享一些缓解和预防便秘的小秘诀：

- 早上起来后喝一杯温水；
- 经常进行腹部按摩；
- 在马桶上做便秘操，以呼吸吐纳为主。

便秘看起来好像是一个很小的症状，可如果不及时调理，不仅会加重便秘，还会影响我们的身心健康，导致其他问题。因此，我们必须尽快重视起来，改善生活习惯，调整饮食，让排便恢复正常。

⑨ 吃饱了就犯困，可能是脾虚在作怪

"春困秋乏夏打盹，睡不醒的冬三月。"

有些人每天都精神饱满，活力四射，可有些人怎么睡也睡不够，尤其是在吃饱饭后，会感觉异常疲乏，不好好地睡一觉，就觉得浑身无力，没精打采。

如果你有上述表现，就说明身体已经处于亚健康的状态了，需要注意是否是脾虚在作怪。

❖ 饭后易困是阳气不足的表现

为什么脾虚的人总是在饭后容易犯困呢？

当我们进食后，人体的血液会集中保证脾胃运行，帮助消化和吸收养分，那么大脑供血就会随之减少。

如果本身就有脾虚的毛病，人体阳气容易不足，那就需要更多的气血去供养脾胃运行。这样一来，分给大脑的供血不足，昏昏沉沉，人就会犯困。

而且这种困倦是无法控制的，一沾床就能睡着，就是典型的症状。

因此，在此要劝告朋友们，当你的身体出现异常，或者感觉不适的时候，都是身体在向你发出警告："快重视重视我吧，别只顾着自己啦！"

❖ 饭后困倦的调理方法

走路上下楼梯

运动是一种很好的调理方法，且效果显著。可以每天上下楼梯3次，每次往返10分钟左右。久而久之，可以达到健脾解困的功效。

健脾体操

❶ 屈腿

仰卧，双腿同时屈膝提起，大腿贴腹后还原，每组10次。

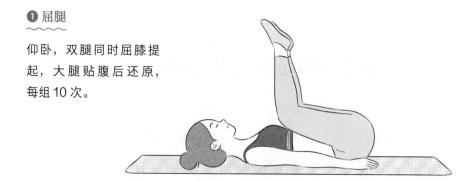

❷ 举腿

仰卧，双腿同时伸直举
起，膝关节完全伸直，再
缓慢放下，每组 10 次。

❸ 原地自行车

仰卧，双腿模拟蹬自行车
的动作，每组 10 次，每
次 30 秒。

⑩ 脾虚导致身体容易上火

"上火"的概念，中国人都知道，甚至可以说是常见病了。"上火"的症状，轻则身体燥热不适，重则导致炎症，甚至危及生命。

上火又叫热气，在中医上叫热证，属于阴阳失衡、内火旺盛。它是个很神奇的疾病，而且特别容易让人中招。有时候没吃好，或者没睡好，就会突然上火。上火还会经常反复，着实令人烦恼。

常规的上火都不太严重，但是症状很明显。如眼睛干涩、疼痛、红肿；喉咙红肿疼痛无法咽食，口苦口臭、口腔溃疡、牙龈红肿、牙齿疼痛；皮肤长痘、溃烂、发炎；烂嘴角，嘴唇干裂起疱，溃烂化脓；尿黄、尿急、生殖器炎症，等等。

❖ 如何判断因脾虚导致的上火？

"今夫热病者，皆伤寒之类也，人之伤于寒也，则为病热。"这是

《黄帝内经》中对上火的描述。

一直以来，中医把上火分为"实火"和"虚火"两种。简单来说，实火是指受外界影响，在干燥湿热环境中或食用辛辣刺激的食物导致的，如吃火锅、熬夜、长久坐车、天气火热等，症状多为上述中常见的表面症状。

而虚火是指身体健康失去平衡，内脏机能出现问题导致内热进而化成虚火，如肝脾等造成的上火。其症状通常不被认为是上火，但其实也是上火的一种，一旦出现湿热盗汗、口干舌燥、心绪烦乱、畏寒喜热、身体倦困、无力懒言等这些症状，极可能是脾虚造成的上火。

但是具体病因，一定要由医生诊断过后才能知道。因为虚火也分很多种，比如心火、肺火、胃火，等等。

◈ 调理脾虚上火的方法

脾虚引起的上火，一般是由于脾虚肝火旺。最常用的方法是疏肝、养血、健脾益气。这类上火也和生活习惯、作息方式有关。

平时可以在晚上睡觉之前，通过艾叶泡脚来进行调理。

泡脚之前，取适量的艾草，根据水量的多少决定艾草的剂量，水放得比较多，艾草可以相对多放，反之亦然。用热开水浸泡20分钟左右，等温度适宜时就可以泡脚。每天晚上泡脚10~20分钟，时间不宜过长。

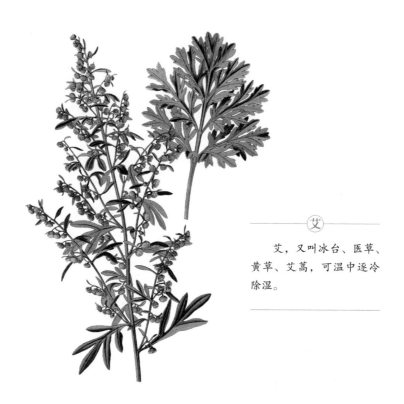

艾，又叫冰台、医草、黄草、艾蒿，可温中逐冷除湿。

　　艾草泡脚主要具有温经通脉、活血化瘀的功效，能够促进脚部血液循环。也可以促进新陈代谢，将体内的虚火和寒气更快地排出体外，还能有效缓解盗汗等不适症状。同时还具有一定的抗菌、消炎的作用。

　　食疗也是治疗脾虚上火必不可少的方式。脾虚导致上火的人应当多食用红枣、山药、莲子来进行辅助调理。平时少吃凉的、硬的、辛辣的、刺激性的食物，尽量多吃一些助消化，健脾、养胃，消除湿气、利水的食物。

薏米粥

食材：适量粳米、薏苡仁、冰糖。

做法：❶ 将粳米和薏苡仁淘洗干净，再用冷水浸泡2小时左右，捞出后沥干水分。

❷ 锅中加入清水煮沸，再加入洗干净的粳米、薏苡仁。旺火烧沸后，再换成文火慢煮45分钟左右。保证粳米和薏苡仁煮烂，可根据个人口味加入适量冰糖，炖5分钟即可。

生活当中，也需要多进行一些户外活动，保持乐观的心情和精神状态。养成早睡早起的习惯，不熬夜、不喝酒。每天临睡前，用手顺时针按摩腹部，也能促进胃肠蠕动及消化，增加食欲。长此下去，脾虚造成的上火就会慢慢调理过来，身体也会恢复健康。

⑪ 你不是懒，只是脾虚了

这几年，生活节奏的加快，让很多人早出晚归。忙的时候，中午根本来不及休息，常常饥一顿饱一顿。晚上回家后还要面对各种琐事，等到处理完，又得熬夜给自己留一点儿独处时间，喘口气放松放松。因为熬夜，第二天早上压根儿起不来，挣扎爬起来去上班，一整天都觉得很累。

平时上楼梯、走个路都可能气喘吁吁，疲惫不堪。

有人以为只是最近太忙，没吃好，也没休息好，于是就去补充各种营养物质，只要有时间就会补觉，可是依然不奏效。当他看到身边的人一个个好像不受影响，可能就会怀疑，自己是不是真的太懒了？

出现这种情况，先别急着否定自己，你有可能只是脾虚了。

前面提到过，脾的主要功能之一，是将各种营养物质运输到身体的各个部位，为我们提供能量。可以说，脾是人体的"粮食加工和运输中心"，就像一个特殊的转运站。因为在这一过程中，脾其实也参与了消化吸收。

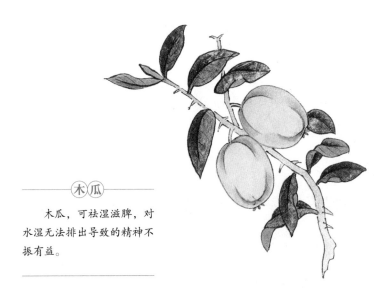

木瓜

木瓜，可祛湿滋脾，对
水湿无法排出导致的精神不
振有益。

一旦脾虚了，脾的功能就会受到阻碍。此时，营养物质就没有办法
被输送到需要的部位，器官缺乏能量，肌肉就会感到很沉重，人自然会
觉得没有精力，也就容易犯困。就算是想去做尚未完成的工作，身体也
会被疲乏缠身，效率自然降低。

这种困乏、总是睡不醒的状态，属于脾虚的一种临床表现形式。要
判断这种症状表现是否属于脾虚，还需要我们了解脾虚的相关症状。

❀ 脾虚了，人就容易犯困

记得小时候一出现精神不振和困倦的症状时，父母就会带我们找个
老中医问诊。中医经过询问最近的生活作息、饮食习惯后，往往会先看
舌苔。

正常人的舌苔是白色的，偏薄，不厚腻。如果舌苔表面看起来厚厚

的，而且发白，多半是脾阳虚导致的。

脾阳虚是由脾气虚发展而来的，这类人的湿气也会比较重。身体里的水湿无法排出，人就很容易犯困，再怎么补充营养，可能都没有太大的作用。

⊕ 脾虚的三种治疗途径

面对这种情况，我们可以从饮食习惯、运动习惯以及中医穴位按摩这三个方面来进行调整。这三者结合，能帮助我们养成良好的生活习惯，而且有助于健脾养胃，让人越来越精神抖擞。

1. 饮食方面：

可以多吃一些能够补脾益气的食物，比如山药、红枣、红豆、胡萝卜、土豆、花生、薏苡仁、菠菜和香菇等生活中常见的食物。

🥣 红豆薏米粥

食材：适量红豆、薏苡仁。

做法：红豆、薏苡仁洗净后放在开水里煮沸，小火慢熬一段时间，煮熟即可。

注意：红豆、薏苡仁不仅可以当作主食食用，还可以当作茶来喝。如果想更方便一些，可以直接买红豆薏米茶，用开水冲泡。

湿气比较重的人，还要注意多吃一些祛湿的食物。在这里推荐两种简单的食疗方式。

猪蹄花生大枣汤

食材：猪蹄2只，连衣花生50克，红枣10颗，食盐适量。

做法：将所需食材清洗干净，加入沸水中，大火煮开，煮至食材软烂即可。

注意：这个食疗方对有贫血症状的人和哺乳期的女性同样适用。

香卤黄豆

食材：黄豆100克，青椒2个，红辣椒适量，食盐、生抽、老抽适量，白糖、鸡精少许。

做法：❶ 黄豆洗净，提前在凉水里浸泡一晚上。

❷ 青椒、红辣椒洗净切碎，逐次添加食盐、白糖、鸡精、生抽、老抽等调味料调味。

❸ 锅里倒入清水煮沸，放入黄豆，煮开后再用小火慢炖30分钟左右。捞出黄豆滤水，加入准备好的配料搅拌均匀即可。

注意：香卤黄豆的健脾补虚效果较好，对孕妇、口角炎症、贫血和夜盲症的人群同样适用。

脾虚的人要尽量少吃或者不要吃寒凉的食物，否则会加重脾虚，导致身体更加疲乏。如果影响了正常的生活和工作，那就得不偿失了。

2. 中医穴位按摩：

中医上对脾虚引起的嗜睡人群，可以通过按摩穴位来改善这一症状。

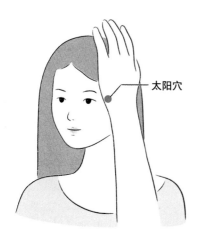

太阳穴

◀ **太阳穴**

位置 颞部，在眉梢和目外眦之间，向后大约一个横指的凹陷处。

方法 按摩之前将手掌搓热，掌根部位贴着太阳穴的地方，缓慢地顺时针揉 15 次左右，逆时针再按摩相同的次数就可以。

曲垣穴 ▶

位置 肩胛冈内侧端上缘的凹陷处，或是肩胛骨内侧端与肩胛骨内侧缘之间形成的夹角处。

方法 用双手的指腹轻轻绕这个部位做环状运动进行按摩即可。

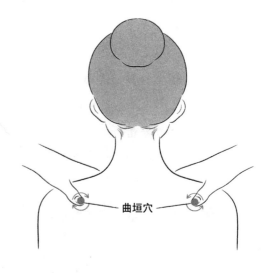

曲垣穴

3. 运动习惯养成：

适当地运动能够增加身体的热量，加速体内的气血流转。尝试一些简单的运动和体育锻炼，如踢毽子、跳绳、跑步、打太极拳、健步走和练瑜伽，等等，都会有效果。

如果不想外出活动，可以优先考虑瑜伽。闲来没事的时候，做一做下面这个简单的瑜伽动作。

双腿并拢坐在地面上，两只手自然轻松地放在大腿上。腰背挺直，把左脚放在左边大腿的内侧，将臀部缓慢抬起。吸气时用肚脐带动朝着左侧扭转身体，伸出右臂，朝着左边抓住左脚。从右侧打开右腿，保持伸直。坚持这个动作30秒左右，再换个方向练习。刚开始练的时候如果不习惯，可以先从10秒开始，循序渐进地延长锻炼时间。

长期坚持运动，体内的湿气慢慢就会去除，身体也会轻松很多。这样一来，人的精神会更加饱满，很少再出现总睡不够的情况。

⑫ 痘痘、皱纹、黑眼圈、眼袋等 皮肤问题也和脾虚有关

年轻人常常会出现皮肤方面的问题，如长痘、粉刺、黑眼圈、脸色发黄、皮肤粗糙、面容憔悴，甚至早发皱纹等。一般出现这样的情况，大家都会归咎于最近压力大、吃的东西不对、睡眠不好等原因，也会考虑使用的护肤品是否不合适。

其实这些表面的症状，都是内在的原因造成的。可以说，皮肤问题，是内在健康出现问题后最直观的一种表现。

❀ 脾虚可能导致脸上反复长痘

在西医看来，长痘是由于毛囊及皮脂腺发生阻塞，所引发的一种慢性炎症性皮肤病。

但是中医认为，长不长痘与人的体质有关。脾虚的人更容易反复长

痘，出现各种皮肤问题。这是因为脾喜欢干燥，如果湿邪入侵，或食用了刺激、辛辣的食物，就会加重脾的负担，影响脾的正常功能运行。长痘其实是反映体内有毒（湿气）以及身体排毒（排湿气）的过程。

◈ 脾虚长痘的调理方法

如果是脾虚引起的身上长痘，那么抹药和涂护肤品都不能改善。只有健脾祛湿、清热解毒后才可以缓解。

做好长期调养的准备

容易反复长痘的人，要注重日常调养，不要急在一时。良好的饮食和生活习惯是很重要的，常喝健脾的养生粥、养生茶，多吃一些新鲜的蔬菜，长期坚持下去，可以在无形之中改善脾虚。

饮食不规律、暴饮暴食、节食减肥、喜辛辣刺激、熬夜等，不仅是伤害脾胃的方式，更是长痘的常见诱因。

注意保暖

有人会问，保暖也可以治疗长痘吗？要知道，受寒也是导致脾虚的重要原因。穿得暖和、不吹凉风、常喝热饮，都可以补气活血。脾运行正常，气血恢复正常了，体内湿气和毒素自然也被排出体外了。

热水泡脚

人的脚底有很多穴位，经常做脚部保健或用热水泡脚，对祛除痘痘效果很好。泡脚可以促进全身的血液循环和祛寒祛湿，人在舒服的状态下，睡眠状态也会好。气血通顺了，安静休息下，阳气汇聚效果也就好了。泡脚时加入一些生姜片或食盐，效果会更佳。

注意事项

❶ 容易长痘的人应避免使用化妆品，因为易造成毛孔堵塞，导致更严重的皮肤炎症。

❷ 很多人长痘之后习惯自己挤痘痘，无论是中医还是西医，都不提倡自己挤痘痘，除了不卫生容易发炎外，也容易留下痘印。

❸ 中医调理是个慢性过程，如果是急性长痘，又很不舒服，热敷是个很好的办法，可以迅速缓解不适。注意一定要使用干净且全棉的毛巾，温度适中，不要过烫。

❀ 脾虚导致不适龄的皱纹产生

为什么有些女性年纪轻轻就长皱纹呢？俗话说："脾胃好不好，脸上见分晓。"如果一棵大树，内部养分出了问题，病症就会出现在树干、树叶上。同样道理，人的内部出现了问题，皮肤上的症状表现是最直观的。

很多人每天饮用很多水，但皮肤仍然干燥，用保湿的面膜和各种补水的护肤品也不能缓解。先是皮肤紧绷，接着面部各个位置的细纹争相出现，这也是脾出现了问题。

虽然脾虚的人，体内会堆积很多湿气排不出去，但是湿气并不能滋养人的皮肤，补充人体所需的水分，只会蓄积在体内，耗损人的阳气和精力。

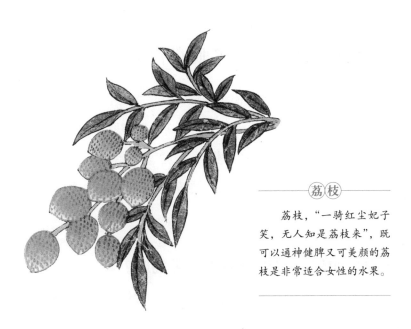

荔枝

荔枝，"一骑红尘妃子
笑，无人知是荔枝来"，既
可以通神健脾又可美颜的荔
枝是非常适合女性的水果。

✥ 调理脾虚引起的皱纹的方法

要想祛除皱纹，改善面部的皮肤状态，恢复往日的光泽和红润，只
有从内治根，把虚弱的脾气补起来。除了调整好情绪，保证充足的睡眠
之外，还可以用有健脾养血功效的中药调理。

 茯苓黑米糊

食材：茯苓、黑米各15克，覆盆子、山药、黑豆、豌豆、芡实各10克。

做法：❶ 黑豆提前浸泡3小时备用。

❷ 将所有食材清洗干净，烘焙或者炒熟，混合打磨成粉。

❸ 用热水冲泡即可，睡前服用最佳。

❖ 脾虚可能会导致黑眼圈和眼袋

人睡眠不足容易出现黑眼圈、眼袋，但有些人不熬夜，睡眠质量又好，却还是有黑眼圈、眼袋的困扰，问题又出在哪里呢？

其实，这是人的内部出现问题后在表皮显现的症状，也给我们敲响了警钟。你敢相信，那些昂贵眼霜都缓解不了的黑眼圈，原来只要调理脾胃，就能渐渐改善吗？

脾虚是如何导致黑眼圈和眼袋的呢？

中医认为，睡眠是阳气汇聚最好的方式，我们需要通过睡眠来恢复人体所需的阳气，如果到了时间还没睡，脾脏不能得到休息，阳气不能归根，自然会出现问题。

瞳仁属肾，称为水轮；黑睛属肝，称为风轮；两眦血络属心，称为血轮；白睛属肺，称为气轮；眼睑属脾，称为肉轮。这是中医的"五轮学说"，据此我们知道上下眼睑属脾。

脾主运化。熬夜、失眠等生活方式伤脾，导致人体气血运行不足，水湿不化，眼周皮肤薄，气血水湿瘀堵在眼睑下方，不仅容易出现青黑色的黑眼圈，还容易出现眼袋。短暂的湿气停留会导致眼部肌肉失去支撑的力量，久而久之，就会变得松弛没有弹性。这就是眼袋下垂越来越严重的原因。

中医调理讲究"治未病"，意思是我们一定要在还未发现身体出现明显症状时，就开始调理自己的身体，预防疾病的发生。

因此，要想调理脾虚引起的黑眼圈和眼袋等问题，千万不要等症状十分明显了再开始，日常就可以开始预防。由脾虚引起的症状，自然以健脾养脾为主，针对眼部，有几个小方法值得一试，效果明显：

保证良好的睡眠

很多人对良好的睡眠有误解，什么叫良好的睡眠呢？不仅要保证时间睡够、早睡早起、睡得舒适，而且要质量高。如果你昏睡了三天三夜，总是做噩梦或时睡时醒，这当然不叫良好的睡眠。

要想保持优质的睡眠，良好的生活习惯、科学的饮食、积极的情绪状态、舒适的睡眠环境等，都是必不可少的条件。最好保持入睡环境相对安静。入睡之前不要看手机，在晚上 22 点之前入睡最好。

适当运动

适当运动可以让我们睡眠质量更好，身体也更通透轻松。运动量不够或者过量，都会影响睡眠和影响人的身体机能。人的精气一旦消耗过盛，也容易引起脾虚，导致黑眼圈。

在此推荐睡前做一些伸展运动和简单的有氧运动等。可以选择一种自己喜欢的瑜伽方式，比如冥想。不仅能舒活筋骨，还可以缓解疲劳。

首先，在床上找到你感觉最舒服的位置，双腿交叉，呈打坐的姿势。挺直脊背，不要塌陷。肩膀要向下沉，双手放在膝盖上，深呼吸 3 次，每次数到 3 再呼吸。冥想能够使内心的平静，放松紧绷了一天的身心，消除身体疲劳，提高睡眠质量，从而减少黑眼圈。

缓解压力

压力过大也是导致黑眼圈出现和加重的原因，因为人的情绪过于紧张和焦虑，也会引起五脏六腑的气血失去平衡，特别对脾脏的影响非常明显。

保健养生的第一准则，就是让自己不要太劳累，情绪不要太紧张，压力不要过大。舒缓自己、走出去、转移注意力等都是不错的选择。

在此，给大家推荐两个解压的好办法：游泳和爬山。前者可以促进全身运动，后者可以让人亲近自然，视野辽阔。呼吸了新鲜空气，心情自然也好了。

⑬ 嘴里有异味，
原因是脾胃虚弱

每个人可能都有过牙龈出血、牙龈肿痛、口腔异味的症状。很多人遇到这种情况，都把它们统称为"上火"，但是却不知道到底是什么引起的。有些人平时很注意卫生，每次吃完饭都漱口，但是这种异味还是驱散不掉。

这种异味，很可能是脾胃阴虚造成的虚火旺盛。

熬夜、不良的生活习惯和饮食习惯，往往是健康受损的罪魁祸首。这些习惯会增加脾胃负担，吃进去的食物可能无法及时被脾胃彻底消化，食物残渣堆积在口腔里就会发酵，从而引起口腔异味。

想要清除口腔异味，保持口气清新，经常刷牙保持口腔清洁只能作为一种辅助的方式，最关键的是健脾养胃。脾胃功能正常了，才可以及时消化食物和运输营养物质，让体内不再有残存的食物，口气自然清新。

❖ 清热泻火，健脾养胃

脾胃火气旺盛是出现嘴里异味的根源。因此，要想口腔无异味，饮食上就要以清热降火的食物为首选。

食用一些容易消化的下火食物，避免给胃部造成负担，比如苦瓜、山药、山楂、莴笋、芹菜等。要注意避免吃辛辣、刺激性的食物。辛辣食物不但会让肠胃不舒服，而且也会加重口腔异味。

多喝一些清热的粥，能祛除体内的火气。

 芦根粳米粥

食材：生芦根 30 克，粳米 50 克。

做法：❶ 生芦根洗净，加入清水中煮沸，提取生芦根里的汁液备用。

❷ 粳米淘洗干净后放入沸水中，煮到八成熟左右，倒入准备好的生芦根汁液，和粳米一起继续熬煮，直到粳米熟透即可。

注意：这道食谱可以养胃，但最好不要在空腹时喝。阴虚火旺的老年人也不适用。

 薄荷粳米粥

食材：新鲜的薄荷叶 30 克，粳米 50 克。

做法：❶ 薄荷叶洗净后放入锅中加清水煮沸，过滤掉水中的渣滓，汁液备用。

❷ 粳米淘洗干净后加入适量的清水煮沸，再加入准备好的薄荷叶汁，煮沸即可。

注意：这道食谱同样能够起到清新口气的作用。

在这里分享一个生活小妙招：每天早上起来，或者是每次吃饭之前，可以空腹喝一点儿温水。温水能够稀释胃液，帮助我们更好地消化食物。吃饭吃到八分饱即可，否则也会给胃部造成负担。

此外，还应当改善不良的作息习惯。尽量在晚上 22 点之前睡觉，可以给脾胃留有充足的休息时间。早上最好在 7 点至 9 点吃早餐，顺应天时。

合适的运动也有助于帮助我们提高抵抗力，改善口臭的现象。不过需要根据平时的习惯和身体的实际情况，去选择适合自己的运动方式。比如，可以做下蹲运动、仰卧起坐，以及对腹部进行按摩，促进消化和吸收，等等。每天抽出 20~30 分钟，运动一会儿，不仅能够促进身体的血液循环，让人更有精神，对我们的脾胃健康也有很大的帮助。

✤ 中医如何调理口腔异味？

要降胃火和清除口臭，中医上除了使用拔罐、刮痧、针灸等常见的、需要他人来辅助的方式之外，还可以通过按摩身体上的一些穴位来完成。

昆仑穴 ▶

位置 外脚踝的后方，外踝尖与跟腱之间的凹陷处。

方法 右手拇指和食指分开，食指按在右脚的昆仑穴上，拇指按在右足内踝下照海穴上，拇食指同时用力捏拿 50 下；换左手捏拿左足昆仑穴 50 下。

功效 按摩昆仑穴可以帮助身体清热解毒，对于祛除胃火比较有效。

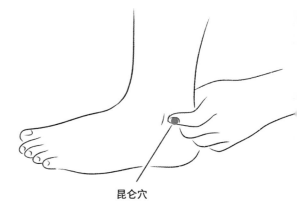

昆仑穴

太溪穴 ▶

位置 位于足内侧，内踝后方与脚跟骨筋腱之间的凹陷处，即脚的内踝与跟腱之间的凹陷处。

方法 四指放在脚背上，大拇指弯曲由上往下刮按，左右脚上的太溪穴都可以同时进行按摩，揉按的过程中有一定的痛感，每天早晚各按 1~3 分钟，对人体的保健效果更加明显。

功效 牙痛、喉咙肿痛也可以按摩太溪穴，这个穴位可以治疗咽喉炎，对于出现口臭的患者来说，也有一定的帮助。

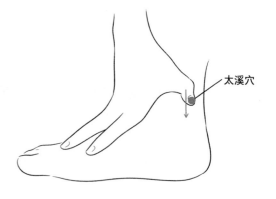

太溪穴

嘴里有异味看起来好像是小问题，但实际上这一症状表现，不仅会影响我们的人际关系，给他人带来不舒适的体验，也会损伤个人的自信心，导致生活质量下降。只有结合饮食习惯、作息、运动和中医按摩这几种方式，才能够让我们成为一个健康、自信、大方又热爱生活的人。

⑭ 忧思伤脾难入睡

很多人都认为，失眠是由心理原因和外在压力造成的，诚然，这是两个重要原因。但是还有相当一部分人，是因为身体内部出现了问题。也就是说，失眠也可能是身体健康出现问题后的一个症状。

脾虚就是导致失眠的罪魁祸首之一。中医上说：脾藏意，主思。人的大脑想得太多、太杂，导致脾功能失衡，气血亏损，无法正常滋养大脑，就容易失眠。

脾虚运行不力，大脑气血供给不足，容易导致身体困乏无力，饱腹后容易嗜睡。思虑过多，反映内部机能出现问题，引起明显不适，就会影射到睡梦中，造成噩梦连连，睡不安宁。

因此，要想调理睡眠，就得先调理脾脏。

❖ 脾虚失眠的调理方法

脾脏出现问题导致的失眠是个复杂又漫长的过程，因此，调理恢复也不能操之过急。如何调理因为脾虚而导致的失眠呢？

不让身体一直高速运转

现代人的社会压力是很大的，很多企业流行加班文化，创业人员更是不分上下班，这样就容易导致身体器官一直在高速运转，得不到休息，除了大脑，也包括脾脏。

之前我们说过，脾部也需要足够休息才能养足阳气。休息不够，阳气不足，自然气虚血亏。因此，白天保障有小憩的时间，给身体一个喘口气的机会，失眠就会改善很多。

不做剧烈运动

剧烈运动容易让人亢奋，身体一直处于激动的状态，当然睡不着。我们一直强调，脾虚的人适合做有氧运动，以伸展、舒缓、让身体舒适为主，像瑜伽、游泳等。在这里推荐一种简单的瑜伽方式：

婴儿式：跪坐在瑜伽垫上，膝盖分开，与肩同宽，脚背贴地。吸气，收紧腹部。一边吐气，一边双手向前方伸展，直到额头触地，眼睛闭上放松全身。有意识地吐气后继续呼气。等心情都平静下来后，慢慢回到原来的姿势。这种方式可以让心情平静，舒缓身心疲劳，帮助我们更快入睡。

值得注意的是，除不做剧烈运动外，也一定不要做需要高度紧张与集中精力的运动，如打乒乓球和竞技类运动。精神高度紧张的活动，也是在消耗脾胃功能，不仅无益于睡眠，还会起到反效果。

情绪不要极端

在此说的情绪不要极端，是指不要让自己的情绪处于大悲和大喜的状态下。无论大悲还是大喜，对人体影响都是非常大的。特别是极端情绪之间切换频率高，落差大，更容易损伤身体。

睡前不要吃太饱

古人认为，要想保持身体健康，就得过午不食。他们认为晚上保持空腹入睡会更健康。现代人当然做不到过午不食，但是晚上轻食、少食还是不错的选择。

而晚上 9 点之后，或入睡前不提倡进食。因为吃得太晚或太饱，睡眠的时候，脾胃还要花时间和力气去消化食物，就会负担很重。同时，要避免吃油腻、辛辣、刺激性的食物。

不要想太多

现在的人脑力劳动太多，白天至少有 8 小时是大脑调整运转的时间。到了晚上该休息的时候，就该停下来、静下来，让大脑休息，让身体静下来。

想得太多太杂，伤脾伤心，还会延续到睡梦中，让你感觉睡了像没睡一样。睡前可以听一些舒缓的音乐，看看书，对养脾也是很有效的。

⑮ 什么？脾虚也会导致贫血？

一提起贫血，很多人都觉得是简单的营养不良。实际上，产生贫血的原因很复杂。

西医诊断贫血，可能会认为是营养不良，或者急性创伤失血导致的。体检的时候化验血常规，血红蛋白常常会低于正常值。

而在中医看来，贫血和脾虚有很大的关系。中医认为，脾胃是气血生化之源。脾胃的运化功能可以在吸收水谷精微之后将其转化为气血。气能生血，可以推动血液运动，统摄血液正常在人体的各个脉管内行走。而血又可以承载气的运行，将气疏散至全身，气血之间的功能密不可分。

脾在人体中具有统摄血液的作用，脾虚以后，其他各个器官所需要的营养物质跟不上，就会引起头晕、乏力、气短等一系列症状。这些症状都是贫血的表现。

　　想治疗贫血，就要从根本上解决脾虚的问题，因此，健脾补脾才是关键。脾胃调理好了，身体功能正常了，吃饭问题和营养吸收传送才能正常。营养跟得上，贫血自然就会缓解或根治。

　　平时要多注意饮食，不要吃一些不易消化的食物，吃一些优质蛋白，比如鸡肉和鱼肉。这类食物都容易消化和吸收，对脾胃健康也比较好。

　　在这里，跟大家分享几个小妙招，可以快速缓解因为脾虚引起的贫血：

粥能养脾

　　有书云："每一日起，食粥一大碗，空肚胃虚，谷气便作，所补不细，又极柔腻，与肠胃相得，最为饮食之妙诀。"

　　无论你是否生病、病症深浅，粥是最能养人的。每天喝粥不仅对身体无任何伤害刺激，还能快速修复受到损伤的身体器官，起到固本复原的作用。

　　粥的种类很多，喝的时候要根据自身情况来选择。

　　•脾寒的人要多喝生姜红枣粥，暖脾胃还补血气。

　　•脾湿的人要喝薏米红豆粥，可以祛除湿气。

　　•贫血的人要多喝含铁元素的粥，如猪肝粥、海带粥、菠菜粥，等等。

菠菜粥

食材：大米 100 克，菠菜 150 克，盐少许。

做法：❶ 菠菜和大米分别清洗干净，将菠菜切成碎末备用。

　　　❷ 锅中加入适量清水煮沸，先放入大米熬制 30 分钟，再加入切碎的菠菜，小火煮 10 分钟左右，加入食盐搅拌均匀，确保大米煮烂即可。

坚持"三少吃四不吃"

治疗因脾虚引起的贫血要注意三少吃四不吃。

三少吃指少吃肉，少吃寒性食物，少吃晚餐；四不吃指不吃刚从冰箱拿出的食物，生气后不吃东西，睡觉前不吃东西，不吃太饱。

治疗贫血的好食材

贫血可以通过食疗慢慢调理。在这方面的食材也比较丰富，如动物肝脏、红枣、瘦肉、大豆、桂圆、枸杞以及富含铁元素的蔬菜，等等，均可达到补气又补血的效果。

猪肝炒菠菜

食材：猪肝 150 克，菠菜、食用油适量。

做法：❶ 菠菜洗净后，焯水备用。

　　　❷ 猪肝清洗干净后切片，加入适量淀粉、食盐、酱油和味精拌匀。

❸ 在热锅中加入适量食用油，加入猪肝与焯熟的菠菜一起炒
熟即可。

营养丰富的鸡头米

鸡头米，学名叫芡实。这可是一样好东西，《本草经百种录》中是这样描述它的：鸡头实，甘淡，得土之正味，乃脾肾之药也。

《本草求真》中也提到，芡实补脾因为味甘，功效远超过山药。现常用来入药、做芡实糕、煮粥，有食补之效。

可以将炒芡实和白扁豆、红枣、糯米等加在一起煮粥，能够起到健脾化湿的作用。也可以将芡实和山药、薏苡仁等煮粥，起到健脾止泻和利水渗湿的功效。

春夏秋冬，
养脾要因时而动

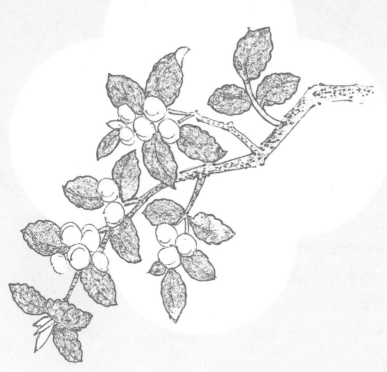

人生天地之间，乃与天地一体也。
天地，自然之物也；人生，亦自然之物也。

① 养生也有季节性

你有没有注意到，人的某些疾病其实有着非常明显的季节性特征。比如流行性感冒、荨麻疹、肺炎、咳嗽、腿疼、呼吸道感染，等等。只有在某个特定的季节、月份、气候环境下，这类疾病才会发生。

中医上说的"天人相应"，指的是人身体的变化与大自然是很相似的。这主要揭示的就是，在预防和治疗身体上的疾病时，我们也需要考虑到自然环境和气候等外界因素所带来的影响。

孔子和老子曾有一段非常经典的对话，这段话流传至今，给一代又一代人都带来了很大的影响。原文是这样的：

老子与孔子行至黄河之滨，见河水滔滔，浊浪翻滚。孔丘叹曰："逝者如斯夫，不舍昼夜！黄河之水奔腾不息，人之年华流逝不止。河水不知何处去，人生不知何处归？"

老子道："人生天地之间，乃与天地一体也。天地，自然之物也；人生，亦自然之物也。人有幼、少、壮、老之变化，犹如天地有春、夏、秋、冬之交替，有何悲乎？生于自然，死于自然，任其自然，则本性不乱；不任自然，奔忙于仁义之间，则本性羁绊。功名存于心，则焦虑之情生；利欲留于心，则烦恼之情增。"

从老子的回答中可以看出，人与天地都是属于自然的，天地有四季变化，人也有生老病死。天地、自然和人之间，是有一定关联的。那么，我们身为渺小的人，存活在这个世界上，就要尊重和顺应自然天地的发展变化。

想要健康养生，自然也需要遵从这样的规律。根据四季的不同气候和各个节气的特点，选择更适合这一时期的进补方式，才能达到最好的效果。

《脾胃论》中有言："内伤脾胃，百病由生。"

脾胃是元气之本，元气是健康之本。脾胃受伤，则元气大伤。我们身体的气、血、津液的生成，需要脾胃的运化，而气、血、津液又反过来滋养着我们的身体。一旦脾胃受损，身体吸收不了营养了，就会伤害到其他的脏腑，所以疾病就来了。

我国东汉著名医学家张仲景所著的《伤寒杂病论》中也曾提到："四季脾旺不受邪，即勿补之。"指的是脾气强健的人，身体抵抗力强，也就不容易生病。

那么，我们要想拥有健康的身体，就要根据春、夏、秋、冬每个季节的不同特点，做好养脾健胃的准备工作。只有保护好脾胃，我们才能不易受到病邪的侵扰，在健康体魄的支持下，方可为自己、为家人、为孩子去创造更好的生活。

② 春季：养肝护脾的正好时节

　　不知道大家有没有发现，每年春天刚一来，气候开始回暖，冬天的寒气还没有完全下去，这时候只要一有艳阳高照的好天气，有些人就迫不及待地脱掉冬季沉重的衣物，换上春季漂亮的衣服，去感受春季的暖阳和万物复苏的美好。虽然这是一种热爱生活的态度，但是也不得不承认，这对我们的身体来说也是一种冒险。

　　因为此时我们的身体依然很脆弱，还在慢慢适应季节的变化，空气里残留的寒气也很容易侵入体内。而且初春早晚的温差比较大，如果随意更换衣物，只会增加感染风寒的概率。稍有不慎，就会损伤脾胃。到时候不是感冒头疼，就是腹泻，胃口也会受到影响。为了这么小的事情就伤害到自己的身体，实在是得不偿失。

　　我们经常以为，腹泻或者腹胀有可能是因为自己吃坏了东西。但实际上，出现这种症状，与春天这个季节的特点也是密不可分的。春季温度慢慢回升，有些病毒也开始滋生和繁殖了。"没吃好"当然只是影响健康的其中一个因素，但此时出现的腹泻、大便溏稀等症状，很可能也是受到肝脾功能的影响而引起的。

中医认为，肝主疏泄，恶抑郁而喜条达，为"阴中之少阳"，肝气有舒展、升发的生理特点，与全身的气机调节有关。只要肝的功能正常，就可以让我们的身体感到通畅、舒服、充满精神。而春天万物生发，阳气滋生。因此，肝主春，与春气相通。而在五行中，肝木克脾土，肝气的旺盛，从另一个角度来看，也代表着脾气的虚弱，所以春天的时候人容易肝旺脾弱。

这时候不仅要养好肝脏，更要注意保护和强健脾胃。尤其是对一些有胃病旧疾的人，脾胃此时会变得异常脆弱。所以要利用好这个时期，从日常穿衣、饮食习惯、运动和情绪管理方面做好养肝、护脾、健胃的准备。

❖ 春季，脾胃更脆弱

人们常说的"春捂秋冻"，其实就是在春天来临的时候，不要太着急去更换薄一点儿的衣物，我们的身体适合稍微用厚衣服"捂一捂"。

因为春天早晚温差太大，还需要依靠厚衣物来保留身体的热量，尤其是下半身。很多年轻人为了风度和美丽，过早地把厚裤子换成了薄的打底裤，更有甚者直接连秋裤也不穿了。这时候寒气就很容易侵袭到身体内，原本脆弱的脾胃也就更容易受伤。

在穿衣方面要注意循序渐进，不要太着急换季，多给身体一些适应的时间，这也是对自己的健康负责。同时，也要多吃一些有营养、有热量的蔬菜，多暖一暖脾胃，好让身体的各个器官部位能慢慢适应这个季节的温度变化，为身体机能的正常运转提供营养，储备能量。

❀ 食疗养脾是首选

春季应该以健脾养胃的饮食为首选。从最基本的日常用餐，到平时喝的茶水和粥，吃的糕点、水果以及肉类，都要以养护脾胃为主。

药王孙思邈曾经说："春日宜省酸，增甘，以养脾气。"立春以后，就要少吃一些偏酸性的食物，应当增加适量的甜食。这样可以减少胃部的消化负担，也能起到补脾的效果。

早晚可以使用糯米、粳米、大米、黑米以及山药等食物熬粥喝。中午可以适量添加一些鸡肉类的食物，但要避免太过油腻和辛辣的做法，尽量以清淡的饮食为主，否则脾胃承受不了。莲藕和萝卜也是适合春季食用的蔬菜，这类蔬菜有助于养脾健胃。而山药性平、味甘，具有健脾、养肺、固肾、益精等多种功效。红枣和蜂蜜对脾胃也很有裨益。

同时，也要辅助吃一些降肝火的食物来疏肝清肝，比如菊花和枸杞。菊花有滋阴降火的功效，可以将其作为辅助材料，配合米熬制成粥，当作主食来食用。在日常生活中，米是一种非常常见，且对我们的身体健康很有帮助的食物，用来熬粥，更是能够起到养胃的效果。

陆游曾写过一首诗，叫作《食粥》，是赞美米粥的："世人个个学长年，不悟长年在目前。我得宛丘平易法，只将食粥致神仙。"主要想表达的是，粥可以补脾健胃、清肺强身，也说明平时我们如果能够有目的性地食粥，人就可以像神仙一样长生不老。当然，这样说比较夸张，不过重点是为了突出米粥给我们身体健康带来的好处。

记得小时候胃不好，母亲会给我每天熬一些小米粥，说是可以养胃，还能帮助消化。我们平时也可以为父母、孩子或者自己熬制养肝护脾粥，不但清淡可口，还能强身健体。

 养肝护脾粥

食材：干菊花 10 克，枸杞 15 克，大米 50 克。

做法：❶ 所有食材清洗干净后备用。

       ❷ 锅中加入适量清水，开火煮沸后加入备好的食材，再用小火继续煮沸。

注意：每天可以吃一次，连续吃三七二十一天，在春季尤其能够起到养肝护脾的效果。

还可以用银耳、大枣和薏苡仁一起熬粥，对于健脾补气有很大的帮助。一般选择大红枣，它可以补中益气，养血安神。

我国现存最早的中医药学著《神农本草经》中是这样记载大枣的："主心腹邪气，安中养脾，助十二经，平胃气，通九窍，补少气、少津液，身中不足，大惊，四肢重，和百药。久服轻身长年。"经常食用大枣，不但能够缓解气血不足、心脾两虚的症状，对于脾胃虚弱者的身体大有益处，而且健康的人每天吃几颗大枣，还能美容养颜、身强力壮。

银耳有"菌中之冠"的美誉，也是一味具有较高价值的良药。据说历代皇家贵族还把银耳当作"延年益寿之品"。将银耳与红枣、薏苡仁三者结合在一起，功效甚佳。银耳红枣薏米粥的做法如下：

银耳红枣薏米粥

食材：红枣 5 颗，银耳 1 朵，薏苡仁 50 克，冰糖少量。

做法：❶ 所有食材洗净后备用。

❷ 适量清水煮沸，再加入所有食材，继续煮沸，添加少量的冰糖，直至食材煮烂即可。

一般来说，一到春天人的胃口就会比较好，而且有春节这个大节日，人们吃的东西也比较杂。这时候就要注意了，尽量不要食用性凉的食物，这样只能过一过嘴瘾，最后的结果只会让脾胃更加虚弱。比如黄瓜、绿豆，还有一些冰凉的饮料和水果等。

✧ 缓慢的运动，可以延年益寿

除了吃进补食物之外，还要靠适当的运动来保护脾胃，强健身体。不过，春季锻炼不宜过早过猛，这时候更适合做一些缓慢柔和的运动。

中老年人可以打太极，散步，跳广场舞、健身操等。春季的清晨和上午，温度会缓慢上升，更适合这样舒缓的运动，不但可以增加身体的热量，还能愉悦心情，从而提高抵抗力，起到养肝护脾的效果。如果留心观察，上下班的路上，我们可以在一些广场、公园看到扎堆的中老年人，他们就是通过一些不剧烈的运动强身健体，从而帮助自己延年益寿。

青年人可以选择慢跑。对于一些不想早起或者外出的人，还可以根据自己的时间选择练习瑜伽。这是一种现代人非常喜欢的运动方式，运动的幅度不大，而且对场地的要求也不高。经常练习瑜伽不仅可以排毒养肝，还可以美体塑形。在此推荐一种适合在家里做的瑜伽动作。

仰卧扭转式：在室内空地铺上瑜伽垫，平躺下之后放松身体。保持双腿伸直，双手自然地放在身体的两侧。先屈起右膝，左手轻轻按压右膝盖，转头看右侧。这样的姿势保持1分钟，再换一个方向重复相同的动作。

这种瑜伽方式也非常适合初学者，不用费力，不仅强身健体，养脾护胃，还可以预防脊柱侧弯和脊柱炎。

❖ 穴位按摩——治疗疾病效果佳

单单只依靠饮食调理和运动，其实很难实现健脾养胃的最佳效果。如果还能辅助一些其他的治疗途径，应该会事半功倍。穴位按摩，也是辅助清肝健脾的重要方式。

中医认为，人体穴位是整个人体气血藏聚之处，是疾病的反应点，每一个穴位都可以治疗相关的疾病。那么，我们平时可以按摩太冲穴、行间穴、肝俞穴、脾俞穴等，以此来做好健脾、养肝、护胃的准备。

行间穴 ▼

位置　足背，第 1、2 趾间缝的后方赤白肉分界处。

方法　用大拇指指尖掐按压行间穴 5 秒钟，压到有酸感后休息 5 秒钟再继续，反复按压 20 次即可。

功效　每日坚持，有助于强身健体，对于一些女性朋友，还可以辅助治疗月经不调、痛经等症状。对肝气郁结的胸膈满闷、两胁胀满，或者肝火上炎的目赤肿痛，都有一定的治疗和保健作用。

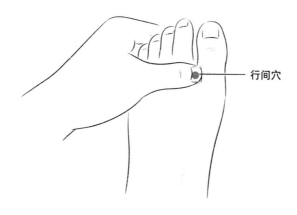

行间穴

脾俞穴和肝俞穴都是背部的穴位。

脾俞穴具有输送脾脏湿热之气的作用，该穴位可以将湿热之气转化成液体，再通过膀胱排出体外。也就是说，按摩脾俞穴有助于帮助我们排出身体里的湿气，让人变得更有精气神。

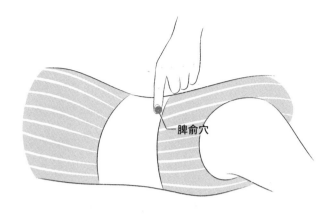

脾俞穴

脾俞穴 ▶

位置 背部第 11 胸椎棘突下，旁开 1.5 寸。具体取穴时，两侧上肢紧贴于胸腔，自然下垂，先确定肩胛下角。肩胛下角平第 7 胸椎，从其向下数 4 个胸椎，就是第 11 胸椎。

方法 可以用大拇指按揉这个穴位，每次按摩大约 200 次，或按 3~5 分钟。

功效 每天坚持按摩，可以辅助治疗各种脾胃方面的疾病。

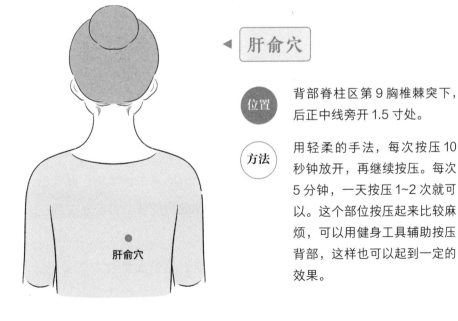

肝俞穴

◀ **肝俞穴**

位置 背部脊柱区第 9 胸椎棘突下，后正中线旁开 1.5 寸处。

方法 用轻柔的手法，每次按压 10 秒钟放开，再继续按压。每次 5 分钟，一天按压 1~2 次就可以。这个部位按压起来比较麻烦，可以用健身工具辅助按压背部，这样也可以起到一定的效果。

③ 夏季：冬病夏治的好时机

在炎热的夏季，很多人喜欢吃降火、清凉解渴的食物，比如冷饮和冰镇西瓜。虽然这些食物能给我们带来一时的痛快，使身体的温度降低后会觉得很舒服，但是长期下去，会增加我们脾胃的负担，也会加重体内的湿气。还有些冬季的旧疾，一到夏天也更容易爆发，这就是夏天有人更容易感冒，而且还很难好的原因。

有句话说："脾病起于长夏。""长夏"是中医上的一种术语，指的大概是每年的 7 至 8 月份，这段时间包括大暑、立秋、处暑和白露四个节气。中医认为，长夏养生，重在脾。

这段时间天气炎热，人们喜欢吃冰冷的食物，穿单薄的衣物，这些都会无形中让寒气入侵体内，再加上这个季节的降水量增加，湿气也会比较重，而脾最害怕被湿气所困。这时候脾的功能就会很容易失调，人也常常面临着胃口不佳、拉肚子等症状。

比如说，一到下大雨的天气，我们晚上睡觉如果没有盖好肚子，第二天就会很容易肚子疼，严重的话就会腹泻，这就是一种最常见的现象。

此外，夏天的燥热也总会影响人的胃口。尤其是在中午，很多人不太喜欢吃主食，可能随便吃点儿就应付了。面对着较快的生活节奏和工作压力，人们长期盯着电脑和手机看，还不按时吃饭，身体的抵抗力就会下降，更会加重脾胃问题。

可见，夏季是治疗疾病、强健身体的最好时机。我们要借助夏天的天气变化，从饮食习惯和作息习惯，以及运动习惯方面着手，保护好脾胃，尽量让身体维持在良好的健康线上。

❀ 养护脾胃要靠"吃"

中医上认为，养脾胃就是养元气，养元气就是养生命。

夏天对脾胃影响最大的，就是饮食。要想养好脾胃，拥有更健康的身体，我们必须要吃好。可是很多人在夏天又容易胃口不好，喜欢随着性子乱吃东西。当时虽然很过瘾，但实际上却会无形中伤害到我们的身体。所以有不少人在夏天经常会拉肚子，也容易变瘦，整个人很没有精气神，这其实是伤害到了脾胃。

中医的藏象学说认为，脾胃五行属土，属于中焦，共同承担着化生气血的重任。所以说，脾胃同为气血生化之源，人体的气血是由脾胃将食物转化而来的，这里的"气血"指的就是我们所说的能量。

如果不注意忌口，随随便便任由自己吃太多辛辣寒凉的食物，不仅会给脾胃造成刺激，也很难补充我们身体所需的营养和能量，这时候哪儿还有什么精力去工作赚钱？连眼下的生活都过不好，更别提"诗和远方"了。

因此，我们夏季的重任就是养护好脾胃，尽量避免食用一些性凉、辛辣和油腻的食物，比如烧烤、火锅、冰镇食物和冷饮等；尽可能以温和滋补、补脾祛湿的食物为主，比如南瓜、土豆、红薯、山药、小米、红豆、苦瓜、杏仁和芹菜等。

夏季比较推荐食用绿豆汤和红豆汤，不但可以降暑解渴，还能祛湿健脾。

古代汉学药物学著作《开宝本草》中记载："（绿豆），主丹毒烦热，风疹，热气奔豚。生研绞汁服，亦煮食，消肿下气，压热解毒。"《本草纲目》中也有类似的记录："（绿豆）厚肠胃；作枕，明目，治头风头痛；除吐逆；治痘毒，利肿胀。"

这些古籍中的记录都足以说明，绿豆能够清热解毒、降暑解渴、利尿明目，也可以起到一定的健胃效果。

🥣 绿豆汤

食材：绿豆30克，冰糖少量。

做法：❶ 挑出绿豆中的杂质，清洗干净之后备用。

❷ 锅中加入清水烧开，水沸腾后加入绿豆，可根据自己的口味添加少量冰糖，煮至绿豆软烂即可。

绿豆汤是一种比较常见的降暑食物，家家都可以做。不过最好喝常温的，冰镇绿豆汤虽然爽口，但却对脾胃不好。需要注意的是，绿豆性凉，《神农本草经疏》中说，"脾胃虚寒滑泄者忌之"。如果夏天出现热痢、长痘痘和斑疹的情况，就可以多食用绿豆。但是对于脾胃相对虚弱的人，则需要将绿豆汤改为红豆汤。

《本草纲目》中是这样记录红豆的："下水肿，排痈肿脓血，疗寒热，止泄痢，利小便，……健脾胃。"因此，一定要根据自己的体质来选择，切勿胡乱饮食。红豆汤的熬制方式和绿豆汤一样。

黄芪薏米粥也能够帮助我们补气祛湿，调养好脾胃。黄芪是一种中药药材，可以增强身体的免疫力，比较适合一些容易气虚乏力、中气下陷、拉肚子的人。

苏轼曾经在诗里提到过自己喝黄芪粥的故事，他在谪居密州的时候因为生病，喝黄芪粥来补养虚弱的身体，写下了"白发欹簪羞彩胜，黄耆煮粥荐春盘"这样的诗句。

《本草纲目》说黄芪"益元气而补三焦"，《中药大辞典》里也说黄芪"补气固表，托毒排脓，利尿，生肌。用于气虚乏力、久泻脱肛、自汗、水肿等症状"。可见，夏季在食疗中加入黄芪，对强健脾胃是一种非常好的选择。

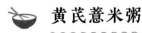 **黄芪薏米粥**

食材：大米100克，黄芪30克，薏苡仁30克。

做法：❶ 将 3 种食材清洗干净后备用。

　　　❷ 锅中加入适量清水煮沸，将 3 种食材加入锅中，熬制大概
40 分钟，确保食材煮烂即可食用。

注意：黄芪薏米粥尤其适合容易患上肠胃炎的人。

　　山药莲子小米粥也是一道非常推荐的食疗方。山药和莲子可以补
脾，小米养胃。《本草纲目》里曾说："煮粥食，益丹田，补虚损，开肠
胃。"说的就是小米。这三者加在一起，就是一道非常实用的养脾护胃
的夏季美食。山药在高温下煮熟后，会变得细软绵密，入口即化的感
觉，十分有助于消化。

 ## 山药莲子小米粥

食材：山药 200 克，莲子 25 克，小米 100 克。

做法：❶ 山药去皮，用刀切成小丁块；莲子去心后冲洗干净；小米
清水淘洗后备用。

　　　❷ 锅中放入足量清水，煮沸后加入小米、莲子和山药丁。大
火煮开之后，转为文火，再慢慢炖上 30 分钟。不过为了保
证熬制的效果，文火慢炖期间需要不断地搅拌。

　　这些食物可以帮助我们清热去火，养胃补脾。吃了之后，人的头脑
也会更清醒，不会因为天气太热而倦怠乏力，对缓解心情、舒缓情绪也
有极大的帮助。

夏天新鲜的时令水果和蔬菜比较多，多食用一些蔬菜和水果，还可以补充体内的营养物质和维生素，促进胃部消化，非常健康，比如常温下的西瓜、葡萄、荔枝、龙眼、苹果和柚子等。但是在这些水果入口之前，一定要做好清洗这个步骤，否则也会引起疾病；更要结合自己的身体状况适当食用，一旦感冒发烧，有些水果也是尽量不吃的，比如荔枝和龙眼，这两种水果并不利于病情的好转。

此外，还要注意补充水分。因为夏季容易出汗，水分流失比较大。除了多喝水之外，食物和水果也能补充水分，要尽可能地让体内的物质需求达到平衡。

✤ 多做户外运动，可愉悦身心

夏季可以做的运动类型其实比较多，一般的有氧运动都能够保护和强健我们的脾胃功能，包括快走、慢跑、太极拳和瑜伽。夏天穿的都比较少，天气也很好，很多运动都不太受限，夏季最吸引人的有氧运动，就是游泳。

对于普通人和上班族而言，如果时间上不方便，平时就可以适当快走、慢跑，再配合瑜伽运动来辅助我们健脾养胃。而对于有条件，时间和精力都允许的人，则可以选择骑单车、游泳。

游泳的过程中，身体关节和肌肉不容易受到损伤，不仅能够增强体质，避免夏季疾病的发生，还有一定的减肥效果。不过需要注意的是，游泳时水温要让身体感觉舒适，温度太低会刺激到我们的肠胃，反而适得其反。

每次适合游 40 分钟左右，具体时间要根据自己的能量和体力来决定，一周 3 次即可。

相反，骑单车就比较损耗膝关节，对天气也有一定的要求，所以我们要根据自己的身体情况来选择运动。

对于不太喜欢运动的人，也可以在家中选择瑜伽、靠墙站等比较简单的方式，根据自己能够坚持的时间来进行安排。这两种运动可以促进我们的胃肠蠕动，加速血液循环，帮助食物的消化、吸收，使脾胃相合。

❖ 健脾养胃，首推这几个穴位

穴位按摩是我国中医采用的重要形式之一，其余两种为中药和针灸。穴位按摩主要是结合经络学说，通过对特定穴位进行按摩，起到治疗和缓解病痛的作用。

《黄帝内经》是这样解释穴位按摩的："按之则热气至，热气至则痛止。"按摩穴位再搭配饮食调理和运动，对身体健康大有裨益。

每天可以顺时针按摩腹部，或按摩中脘穴、阴陵泉穴等穴位，对脾胃有保健效果，还可以祛除湿气。

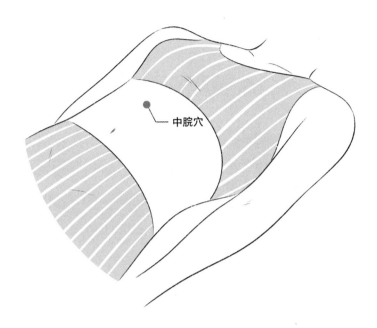

中脘穴

中脘穴

位置 位于上腹部，在剑突与肚脐连线的中点。

方法 一般选用拇指或中指进行按摩，可将按法和揉法结合起来治疗。具体按摩手法为：中指伸直，食指搭于中指远端指间关节上，中指螺纹面置放于中脘上，垂直向下按压。力度要适中，不要过猛。稍停片刻后松劲撤力，再做重复按压，一般按1下揉3下。该穴位也可以针灸，但针灸必须要由专业人员操作。

功效 中脘穴是胃部的募穴，它最能反映出胃部功能的盛衰。因此，按摩中脘穴可以治疗胃部的相应疾病，对于胃部的强健和保护有很大的作用，尤其是缓解胃痛、腹痛、腹胀、反胃、肠胃不适，以及治疗一些慢性胃炎。

阴陵泉穴

位置　在小腿内侧，胫骨内侧踝后下方的凹陷处。

方法　行指揉法，将拇指指腹置于穴位上，其余四指于小腿前固定，拇指稍用力按揉，感觉到酸酸胀胀的就可以。每次按揉约5分钟，一天可以多按摩几次。

功效　阴陵泉穴在脾经之上，按摩阴陵泉穴有助于祛除体内的湿气，起到健脾护脾的效果。尤其是在夏季，因为湿气太重而引起肥胖和身体不适，此时按摩阴陵泉效果最佳。

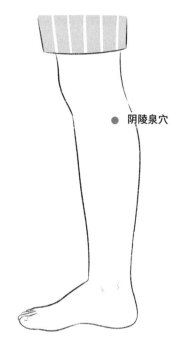

● 阴陵泉穴

　　对于饥不欲食、消化缓慢的脾虚人群，还可请专业人员采用艾条悬灸的办法。将点燃的艾条置于距离穴位皮肤3~5厘米处，以穴位局部感觉温和为度，每次悬灸约20分钟，每日灸1~2次即可。

④ 秋季：养胃健脾的黄金期

到了秋天，早晚的温差逐渐加大，夏季的暑热被秋季的凉爽一扫而光。很多农作物和水果开始成熟，叶子逐渐变黄凋零，凉爽的秋风拂过脸颊，也让人觉得神清气爽、精神抖擞。而且能够很明显地发现，秋分之后，白天的时间变得越来越短，我们也开始产生一种时间不够用的感觉。

此时，天地之间阴气渐长，阳气开始收敛。虽然还会有秋老虎到来，可这个季节的寒凉和干燥，会让人时不时出现一些不适的症状，比如头痛、胃痛，还会咽喉干痒，总是想喝点儿水润一润嗓子。有些女性朋友的身体也会出现很多不舒服的症状，比如月经失调、皮肤干燥缺水、头发毛躁，甚至还会长痘痘。

很多人在夏天由于炎热引起食欲不振，吃了不少寒凉的食物，包括冷饮、冰镇西瓜和水果等。经过一整个夏季的"折腾"，人的脾胃到秋天变得更虚了。

中医认为，脾胃是后天之本，万病之源。意思就是，大多数疾病的发生其实都与脾胃有关。从夏天到秋天，除了气候和温度上的变化之外，脾胃也异常敏感。此时，正需要滋补脾胃，这才有了人们常说的"贴秋膘"。

这是民间的一种说法，而且传统观念认为，"贴秋膘"就是要多吃，长胖了才算奏效，才能提高抵抗力。所以很多人都觉得秋季要吃各种有营养的东西，随之一顿大补。可实际上，这种"补"也是有学问的。

一旦在饮食上过度进补，就会增加脾胃的消化负担，也会影响营养物质的运输效果。尤其是小孩子和老年人，还有一些患有慢性脾胃病的人。这类人群的脾胃比较脆弱敏感，承受限度较低。如果一下子吃太多有营养的食物，比如油腻的肥肉、各种大补汤，等等，他们的脾胃就很难承受，反而会加重身体的不适。

记得有一次中秋节，朋友回家看七十多岁的外婆，特地给外婆带了一些他作为年轻人认为的营养品。可外婆一下子吃了太多，"补"得过了度，导致脾胃受不住，还住院挂了几天药水，朋友觉得自己"好心办坏了事"。可见，秋季的"补"和养生，也是需要学习的。

正确的做法是，要先慢慢地调养好脾胃，让脾胃在健康的状态下开始进补。这样脾胃才能够迎接我们吃进去的食物，为身体传送营养和能量。

因此，秋季的饮食应当以健脾养胃为主，这也可以为即将到来的冬季以及与家人团聚的春节，准备好一个更健康的身体。

✦ "小补怡情，大补伤身"

秋季应当考虑清淡、滋补、易消化、性温的食物，避免寒凉、干硬的食物。

胃火旺盛的人群，要少吃辛辣和油腻的食物，因为这些食物会刺激胃部，导致胃部产生灼烧感，严重的话还会引起口臭和便秘。要先祛除胃部的火气，之后再注重滋补。祛火可以食用冬瓜、苦丁茶和菊花茶等。

而脾虚的人群，症状往往以食欲不振、乏力疲倦为主，秋季也会频发腹泻。这类人群要先健脾，食用山药、小米等食物，再配上一些养胃滋补的粥。

古代药学著作《本草求真》中说，山药"本属食物，古人用入汤剂，谓其补脾益气，除热"。说明山药有很好的补脾效果，将其与大米熬制成粥食用，不但可以健脾养胃，还能延年益寿。

 ### 山药粥

食材：山药 200 克，大米 60 克。

做法：❶ 山药清洗后去皮切块备用，大米淘洗干净备用。

❷ 锅中加入清水烧开，放入山药和大米，煮沸后再用小火慢慢熬制 5 分钟左右即可。可根据个人口味添加白糖、冰糖或者红糖。

　　山药粥还能够帮助女性朋友治疗闭经。清代医学家张锡纯在《医学衷中参西录》中曾讲过他给一位 30 多岁的女性成功治疗闭经的故事，用的就是山药粥，可见其药用价值不菲。

　　老人和儿童的消化能力一般不如青壮年好，胃部也比较脆弱，消化能力偏低，因此要选择好消化的，或者可以帮助消化的食物。比如山楂能够促进消化，山楂红枣山药汤就是一个很不错的选择。酸酸甜甜的很可口，加上红枣还可以补充气血，而且山药又比较滋补，非常适合老人和孩子。

 ## 山楂红枣山药汤

食材： 山楂 10 个，山药 100 克，红枣 5 颗，枸杞、冰糖适量。

做法： ❶ 山楂、红枣洗净去核，山药洗净去皮切块，枸杞洗净，备用。

❷ 锅中加入清水，放入冰糖、山楂、红枣，煮沸后再加热 20 分钟左右。持续添加切好的山药块，最后放入枸杞煮 6 分钟即可。

注意： 山楂的酸性会让人胃口大开，也可以起到保护肝脏的作用。加上山药和冰糖，能够生津止渴，还可以润肺。不过要注意适当食用，不可过量。

　　四君子汤是治疗脾气虚最好的补品，中医养生时经常会用到。所谓"四君子"，是指人参、白术、茯苓、甘草四味药材。人参可以补充体内的元气，白术能够健脾，两者配合有非常好的护脾疗效。茯苓能够健脾利湿，还可以保护肝脏。甘草则可以调和这几味中药食材，使其有更好的效果。

四君子汤

食材：人参、白术、茯苓各9克，甘草6克。

做法：开水煎煮30分钟后服用。

中医认为，秋季在五行中属金，在五脏中对应肺。秋季容易引起干燥，主要是肺部不舒适。保护好肺气，避免干燥，也是秋季的一大要事。在这里推荐一种食疗方：雪梨银耳汤。

 雪梨银耳汤

食材：银耳1朵，雪梨1个，冰糖适量。

做法：❶ 银耳在温水里浸泡一个小时。雪梨洗净去皮后切成小块。

❷ 在锅中加入清水煮沸，放入银耳继续煮20分钟。

❸ 放入雪梨和冰糖，小火慢炖15分钟，再焖一会儿即可。

注意：雪梨银耳汤可以润肺降噪，缓解秋季的咳嗽和嗓子干痒等症状。

❖ 秋季运动，养颜又养心

每逢秋天来临，人的心情多多少少都很容易受到万物凋零的影响。唐代诗人刘禹锡的《秋词》里有一句诗是"自古逢秋悲寂寥"，说明秋天的环境和氛围感，会给人带来悲凉和寂寥的感受，这时候人容易感到抑郁。我们经常听到一个成语"伤春悲秋"，其实是一个意思。有些情绪和心情，也是疾病的一种表现。而反过来，情绪的波动同样会影响到我们的身体健康。这时候，就需要结合一些适当的运动来转移注意力，提高抵抗力。

秋天的风景别有一番风味，可以喊上两三个朋友一起去爬山，不仅可以锻炼身体，还能一起欣赏秋季独特的美景，愉悦心情，对保护脾胃和肺部的健康都很有帮助。每年的九月初九重阳节，我国还有登高的习俗，这也算是对传统文化的一种弘扬和传承。

但是要注意，爬山之前最好确保自己的健康状况正常，一些患有心肌病、风湿性心脏病以及高血压的人，可能并不适合爬山。因为爬山是一项非常消耗体力且又十分费时的运动，如果体质不好，过度的运动就会有损健康，最好选择一些温和的运动。

那么，可以根据自己身体的实际情况，选择早晨或者傍晚去慢跑、散步、打太极拳和练瑜伽。通过这几项运动转移注意力，愉悦身心，帮助身体恢复到更好的状态，以此来抵御寒冬。在这里推荐一种瑜伽方式：猫式伸展。

猫式伸展：四肢支撑跪在瑜伽垫上。吸气的时候背部慢慢向下，臀部自然向上，胸部要向上提气，头部跟随脊柱的弯曲慢慢抬起来，随后脖子缓慢拉长，不要耸肩。呼气的时候脖子要向下完成弧形。

这个动作不难，可以放松上半身的肌肉，活动筋骨，能够让人卸去一身的疲惫。晚上睡觉之前做几次，还可以帮助睡眠。现在方便的话不妨就开始试试吧！

❖ 促进脾胃运化，健康还得靠它！

秋季的寒凉，会让我们的肠胃变得更敏感，如果不加强防护，很有可能会使慢性病人群的疾病复发，而且还会给普通人的健康埋下隐患。

对于怕冷和体虚的朋友，平时除了注意饮食和加强户外锻炼之外，也可以配合一些中医上的穴位按摩来帮助治疗，促进脾胃运化。主要以按摩太白穴作为辅助。

太白穴

 位置　属足太阴脾经，在足内侧缘，第1跖骨关节后下方赤白肉际凹陷处，即我们脚的大拇指向后2厘米处。

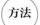 方法　每次按摩5分钟左右，尽量以轻微按揉的方式进行，穴位处感到微微酸胀、发热即可。

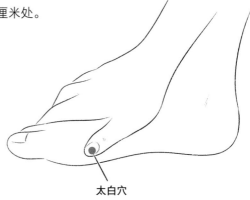

太白穴

　　在中医里，太白穴是一个神奇的穴位。肠胃的不适症状，诸如脾胃虚弱、胃痛、腹胀、肠鸣、泄泻、便秘、胃痉挛、胃炎和消化不良等，都可以通过刺激太白穴来缓解。

　　相比其他穴位，太白穴的健脾效果更好，它被称为健脾要穴，而且还能够利湿，缓解身体疲乏。

　　如果你有便秘的症状，也可以经常按压中脘穴（参考第 123 页），它可以促进肠胃蠕动，对缓解和治疗便秘更是成效显著。

5　冬季：进补之前先健脾

冬季之后，气温骤降，夜晚的时间比白天要长。天地之间的寒气越来越重，阳气也慢慢收敛了起来。很多动物都开始为自己找栖息的洞穴，储备足够的粮食准备过冬。而人体内的阳气也逐渐下沉，有些脾胃虚弱或者患有慢性胃炎的朋友就需要注意了。

脾胃病在这个季节很容易发作，温度的不断下降和冷空气的增加，让身体容易被寒气刺激到，继而就会影响抵抗力。

《素问·四气调神大论》中指出"春夏养阳，秋冬养阴"，有人可能不明白，冬天分明已经很冷了，而且阴气很重，为什么不注重养阳，反而要养阴呢？

这里解释一下。大家应该都知道陕北的窑洞吧？窑洞具有冬暖夏凉的效果，是因为一到冬天，地表和空气中的温度比较低，阳气会藏起来，这时候就是藏在这个"窑洞"里了。

如果把人体比作窑洞的话，收藏阳气的容器则是这个"阴"，容器越大，可以收藏的阳气也就越多。在冬天来临时，身体以外的阴比较重，但是体内的阴却少。再加上冬季气候干燥，我们的嘴唇会容易起皮，甚至发生干裂，这就是由体内的阴气不足，无法产生足够的阳气造成的。所以这时候就要养阴，以此来助长阳气，达到滋养身体的目的。

有人会想，那冬季养阴，会不会把身体越养越寒呢？其实不是的。这里的阴是指身体里的血、津、精，是生命的根基，和"阴寒"里的阴并不是一个意思。冬季养阴是为了收敛阳气，提高身体抵御寒冷的能力。

值得一提的是，秋冬养阴并非过度地只注重养阴，而是需要和春夏互相调和，适时适度地进行。这其实也是为了下一个季节的养生做好准备，是站在四季养生大局观的角度考虑的。因为脏腑学说中"阴阳"互为其根，互相依存又互相制约。

中医提倡"因时制宜"的养生原则，也就是在寒冬到来之际，要达到养生的效果，保护好脾胃，我们就需要追随冬季的气候变化，适应自然界的"闭藏"之气，养护体内的精气，尽可能地早睡晚起。当体内的阴气得到收藏，且更为充足时，就可以产生更多的阳气，帮助我们滋养脾胃，提高抵抗力。

✧ 注意！冬季要保护好这几个身体部位

既然冬季的养生提倡"闭藏"之法，那么我们就需要从最简单的穿衣方面做起了。

此时，身体的代谢相对比较慢，身体无法产生足够多的阳气，耐寒能力也会下降。尤其是一些年老体弱的人，如果脾胃虚弱，就更需要保护好身体的重点部位，比如头部、腹部、腿部和手脚。

可以发现，很多人在冬天会选择戴帽子、戴围巾，甚至有些女性朋友在来例假的时候会贴暖宝宝，这些都是为了防止寒气侵体，补充身体的热能。

头部保暖

《黄帝内经》上说，头是诸阳之会。因为在人体的十二条经脉中，手和脚的三阳经最后都会聚在头部。假如不注重防御寒气从头部侵入，就很容易导致体内的阳气流失，人也很容易发冷，从而引起感冒、头疼、咳嗽等症状。

主要的保养方式除了戴帽子之外，还可以把头发留长，这样也有助于留住热量。同时，冬季洗头的时候也需要注意。这时候温度太低，很多人都比较懒散，会选择早晚洗头。有时候早上太匆忙，头发还没有擦干就出门，到了外面吹了冷风就会很容易受风寒。

而晚上睡觉之前洗头，常常有不少人还没吹干头发就躺下，也会让湿气从头皮侵入体内。如果时间方便的话，最好选择在中午的时候洗头，或者出门和入睡之前用热风把头皮吹干。

腹、背部保暖

脾胃在腹部"中焦"。腹部的保暖工作要是没做好，寒气侵入体内，第一个伤害到的就是脾和胃。脾胃一旦受伤，最明显的就是腹泻、没胃口、吃不好，从而导致整个人没有精神，还会影响到我们的正常生活和工作节奏。

保护腹部的办法就是平时穿一些温热的贴身衣物，可以保存热量，促进血液循环。还要注意晚上睡觉的时候不要让腹部着凉。

此外，也需要做好背部的保暖工作。脾俞穴和肝俞穴这两个重要的穴位都位于背部，一旦背部受凉，这两个穴位就会受阻，脾胃的功能也会失调。在天气好的时候，可以出门给背部晒晒太阳，或者穿个小背心，起到保护腹部和背部的双重效果。

腿部保暖

大家一定都听长辈们说过这样的话："不好好穿衣服，当心以后得老寒腿。"

"老寒腿"是民间的一种俗称，指的是一到下雨或者天冷的时候，腿部就会发麻或者发抖、抽筋，严重的话可能还会患风湿病。而这都是由平时不注意腿部保暖造成的。

有不少年轻的女孩子为了漂亮，不喜欢意冬天穿得太臃肿，就穿一些比较单薄的裤子。虽然美丽，但是冻人，严重的话还会给自己留下终身都难以治愈的腿部疾病。

而腿部的保暖工作就很简单了，多穿一些御寒的厚打底裤，或者厚棉裤。如果冬季要和朋友出去滑雪，最好戴上护膝，保护好膝盖也非常重要。

手脚保暖

常言道："人老脚先衰，养生先养脚。"这足以说明泡脚对于身体的重要性。

　　脚上其实也有很多非常重要的穴位，每天晚上临睡前如果可以用热水泡十几分钟的脚，就能通过按摩和刺激脚底的穴位，慢慢祛除体内的寒气。

　　冬季温度太低，有些人没有保护好手和脚，就会出现冻疮。这不仅会给我们的生活带来影响，冻疮严重的话还会留下疤痕，且每年都会发作。当我们大冬天出门时，就要注意戴好手套，穿保暖性好的鞋袜，防止手脚受冻。

　　《黄帝内经》上说："冬不藏精，春必病温。"意思就是，如果冬天不注重养藏之道，身体里的精气和津液就留不住，到了春天，抵抗力就会下降，人很容易生病。养护和强健脾胃最简单的方式，就是做好身体部位的保暖工作。此外，还要保证室内通风，尽量早睡晚起。

✥ 热食滋补，驱寒又防病

　　很多人会觉得，冬天应该吃各种营养丰富的蛋白质，喝各种大补汤、吃肉食、吃火锅，等等。这时候吃进去的营养物质和能量，更容易储存在身体里，有助于提高抗病能力。而且从夏季到秋季，再到冬季，我们也变得"胃口大开"了，冬季不吃点儿好的，好像对不起自己的胃。

　　话虽没错，补也是要补的，可冬季比较忌讳"大补"。因为对于正常的健康人群来讲，体内的营养物质是相对平衡的，如果过于大补，就会打破这个平衡，"补"也就失去了意义。再者，冬季的运动量也比较小，新陈代谢缓慢，吃得太多动得又少，吃进去的食物在体内就很难被消化吸收。

而一些疾病的征兆，从饮食习惯就能判断出来。平时不按时吃饭，营养不均衡，乱吃寒凉、辛辣的东西，甚至过度补充营养，都会给健康埋下隐患。良好的、适量的饮食习惯，以及一些温热的、滋补的食物，对健康是非常重要的。

《素问·经脉别论》中说，"食气入胃，散精于肝，……浊气归心，淫精于脉"，"饮入于胃，游溢精气，上输于脾，脾气散精，上归于肺"等等，说明饮食中营养物质的消化和吸收，都有赖于脾胃。那么，最终想要达到补充营养、强身健体的目的，我们就要先把脾胃给伺候好了。

一般来说，冬季的食物烹饪方式，主要是以炖、煮和蒸为主。这三种烹饪方式可以保留食物中的营养物质，减少营养成分的流失，还可以让食物始终处于温热状态，不伤脾胃。不过这种形式做出来的食物可能大多数都偏油腻，不能吃得太多，否则胃部也很难消化，身体反而容易生病。

适合冬季的食材主要有白菜、粉条、木耳、枸杞、红枣、桂圆、糯米、生姜和南瓜等。这些食物可以补脾养胃，让身体在冬天吸收更多的热量，减少阳气的散失。

在这里推荐几个适合冬季的食谱，对健脾养胃、滋养身体和补充阳气都很有益处。

南瓜可以补血散寒，而糯米的温补效果很好，可以有效地缓解脾胃虚寒。据《滇南本草》记载，南瓜性温，味甘，没有毒性，入脾胃经，润肺益气，也能化痰排脓，治疗咳喘，还能利尿。在冬季可以给自己或者家人做一些南瓜糯米粥，熬好的糯米和南瓜软糯香甜，十分可口，还能抵抗寒气，补脾养胃。

 ## 南瓜糯米粥

食材：糯米 100 克，南瓜 500 克。

做法：❶ 糯米淘洗干净，南瓜洗净切成小块备用。

❷ 锅中加入清水烧开后，加入糯米，煮沸后加入切好的南瓜块，文火熬 15 分钟左右即可。

蔬菜牛肉粥可以养胃健脾，也很适合老人和小孩子吃。蔬菜的类型可以根据自己的口味选择；主要是牛肉和米饭，再配上喜欢的蔬菜，营养均衡全面，好消化，味道也很好。

 ## 蔬菜牛肉粥

食材：牛肉 40 克，米饭适量，菠菜 1 把，小土豆 1 个，胡萝卜 1 个。

做法：❶ 所有食材清洗干净，牛肉、菠菜、土豆和胡萝卜切碎。

❷ 锅中加入适量清水烧开后，加入米饭煮至黏稠，放入剩余食材搅拌，煮熟即可。

生姜性温，喝一些生姜茶可以祛除身体的寒气，还能起到健脾养胃的效果，在冬季是一种非常有利于健康的食疗方式。尤其是女性，可以多喝一些生姜茶，在例假期间也有助于缓解疼痛，提高身体的抵抗力。

 生姜茶

食材：生姜 15 克，红枣 5 颗，冰糖适量。

做法：❶ 生姜洗净切成细丝，红枣洗净，备用。

　　　❷ 锅中加入清水煮沸，生姜丝和红枣放入沸水中继续熬煮 10 分钟即可，可根据个人口味添加冰糖调味。

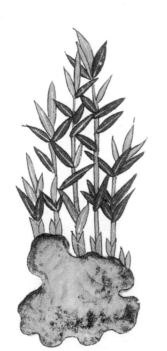

姜

　　姜，可健脾胃，止痛、发汗，其含有的姜辣素可抗衰老祛斑。

✧ 不可不知的冬季运动"诀窍"

很多人一到冬天几乎就不运动了，一是外面温度太低，二是时常阴郁的天气，让人也提不起心情来。这时候出门运动，对我们来说就是一种极大的挑战。

虽然我们都知道"生命在于运动"，可真正能够践行的人却十分稀少。即便是在气候温暖的春夏季节，能够坚持每天跑步锻炼的人，也并不多见。在当前的社会环境下，工作性质的影响，导致很多疾病可能都是"久坐"出来的。再加上冬天代谢原本就缓慢，再不运动，就会有损健康。

华佗曾经对他的弟子说："人体欲得劳动，但不当使极尔。动摇则谷气得消，血脉流通，病不得生，譬犹户枢不朽是也。"大概意思就是，人是需要展开一些适量的劳动和运动的，这样可以增强脾胃的功能，还能够帮助我们促进饮食的消化、血脉的流通。

冬季做一些适当的运动，能够促进肠胃蠕动，提高消化吸收的能力，起到健胃的效果。而且还可以释放压力，让人的心情变得愉悦。

不过，尽量少做剧烈运动。《千金方》中有云："冬时天地气闭，血气伏藏，人不可作劳汗出，发泄阳气，有损于人也。"这足以说明冬天并不适合过度运动，会消耗身体里的阳气。所以，冬天如何进行运动也是有诀窍的。

在这里推荐一些比较适合冬季做的运动方式，比如跳绳、长跑、滑冰、冬泳、爬楼、跳舞等。不过运动时都要根据其类型，选择厚薄适中的衣物。对于一些产生热量较大的运动，就要适量减少衣服的厚度，否则可能会因为出汗过多，无法让热能散发掉，导致晕厥和休克。我上学的时候，和朋友一起在室内运动，他就是因为穿得太厚，当时运动过量晕倒了。所以这一点一定要注意，千万不可忽视。

同时，也要选择合适的场地，而且冬季的一些运动方式，往往会因为天气和地理条件受限无法展开。所以对于普通人而言，最适合冬季的运动场所就是家里，还可以避免吸入室外的雾霾。我们可以根据实际情况，在家中跳绳，在跑步机上慢跑，或者做室内瑜伽。

合适的瑜伽动作可以锻炼身体的各个部位，促进血液循环和消化吸收，增加身体的热能。比如臀桥，这是瑜伽里一种最基础的锻炼方式，虽然看似简单，却能够消耗全身的能量，起到强身健体的效果。

臀桥：在家中的空地铺好瑜伽垫，躺下，放松身体。吸气时推起身体向上，转动身体面朝左侧，屈双膝，弓背依次向下平躺，双手放于身体的旁侧，双脚自然分开，与髋同宽。再慢慢向上抬起骨盆，内收尾骨，缓慢地用臀部寻找脚跟的方向，并向上推起。

双手手臂有力量地下压，帮助扩展胸腔的空间，继续呼气，臀部上提，双脚内侧向下沉，不断扩展胸腔。身体的最高点位于耻骨，放松肋骨向下沉，肚脐靠向后背，缓缓呼气。臀部向下，双脚寻找臀部，踩实地板。可以根据自己的体力，循序渐进地增加练习时间。

冬季最好不要总是窝在房间里，可以在天气好的时候去户外没有风的地方晒晒太阳，这样身体也会更加暖和。晒太阳也能够起到预防抑郁的效果，对身心健康大有裨益。

✤ 穴位按摩——最健康的养生方式之一

中医按摩是一种最为健康的养生方式，在冬天配合穴位按摩，可以平衡人体的阴阳、疏通经络、祛风除湿，也能够缓解我们身体的疲劳，有助于促进消化和血液循环。如果时间上允许，可以试着给自己做几次按摩，或者找专业的按摩师，帮助我们调节肠胃功能。

在这里推荐按摩风池穴。

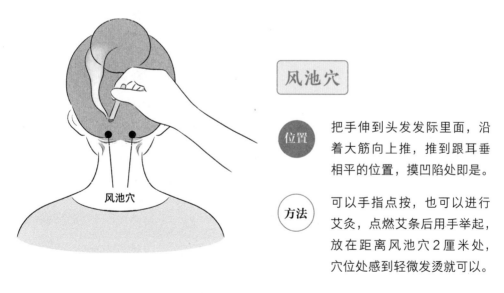

风池穴

位置　把手伸到头发发际里面，沿着大筋向上推，推到跟耳垂相平的位置，摸凹陷处即是。

方法　可以手指点按，也可以进行艾灸，点燃艾条后用手举起，放在距离风池穴2厘米处，穴位处感到轻微发烫就可以。

功效　风池穴是足少阳胆经的俞穴，也是头面部最大的俞穴，用艾灸的方式能够更好地驱走体内的风寒，养护脾胃，提高身体的免疫力。

　　中医认为，人是自然之物，必遵循自然规律。意思就是人体内的阴阳平衡，与四季变动和环境有关。作为自然界的一部分，就要遵循自然规律，方可长久。

　　穴位按摩配合饮食调理和运动，是一年四季养脾的最佳方式。养脾要因时而动，方式也应当跟随季节变化进行调整。只有选择更适合自己身体情况，并且顺应季节天气的方式，才会让我们的脾胃越来越健康。

健脾不能乱来，
饮食也有讲究

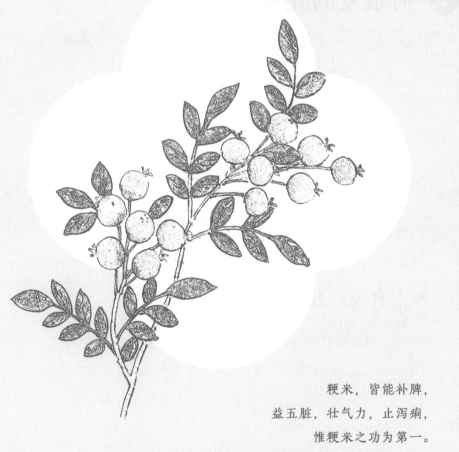

粳米，皆能补脾，
益五脏，壮气力，止泻痢，
惟粳米之功为第一。

① 脾最爱的几种食材

中医一向认为，食补的作用大过药补。想要让脾胃健康，饮食至关重要。我们不仅要养成良好的饮食习惯，更要常吃一些可以健脾养胃的食材。

在这里，为大家推荐五种常见益脾的食物类型。

✥ 主食类：五谷杂粮

五谷是人体获取营养的基础，杂粮在中医里也是延年益寿的重要食物，可增加消化能力，促进肠胃蠕动，减轻脾胃负担，还可健脾养胃。

过去民间流传说，家穷才吃杂粮，有钱人吃精细五谷。但现代人饮食太过精细，要想身体健康，反而得多吃杂粮，如薏苡仁、粳米、玉米等。

粳米

《食鉴本草》中提到一种常见的杂粮，粳米。书中说："粳米，皆能补脾，益五脏，壮气力，止泻痢，惟粳米之功为第一。"无独有偶，《本草经疏》也提到，粳米"其味甘而淡，其性平而无毒，虽专主脾胃，而五脏生气，血脉精髓，因之以充溢，周身筋骨肌肉皮肤，因之而强健"。可见，粳米对脾胃非常有帮助。

薏苡仁

薏苡仁，俗称薏苡，又称薏仁、苡仁、苡米、薏苡米、药玉米等，是老幼皆宜的食品。原产于中国及东南亚地区，后来把它列为宫廷膳食之一。

薏苡仁具有丰富的营养和药用价值，被称为"米中第一"。

薏苡仁中含有蛋白质、脂肪、碳水化合物、粗纤维、矿物质、钙等营养成分及人体必需的 8 种氨基酸。其中蛋白质、脂肪、维生素 B_1 的含量远远高于大米。据《后汉书·马援传》记载，东汉大将军马援官至伏波将军，他在交趾作战时，南方山林湿热蒸郁、瘴气横行。他经常食用薏苡仁，不但轻身省欲，而且能战胜瘴疟之气，屡立战功。

中医认为，薏苡仁性凉，味甘淡，入脾、胃、肺经，具有利水渗湿、健脾胃、清肺热、止泄泻等作用。李时珍所著《本草纲目》上说，苡仁"健脾益胃，补肺清热，去风祛湿。增食欲，治冷气，煎服利水。薏苡根捣汁和酒服，治黄疸有效"。

玉米

玉米中的维生素含量非常高，是稻米、小麦的5~10倍，在所有主食中，玉米的营养价值和保健作用是最高的。玉米中含有的核黄素等高营养物质，对人体十分有益。

中医认为，玉米有宁心活血和健脾利湿效果，还有开胃益智的作用。尤其是玉米油，其中含有丰富亚油酸，能防止胆固醇在血管壁沉积，防止冠心病和高血压。同时也可达到降低血糖和利尿效果，适合糖尿病患者。

❖ 荤味

脾虚的人一般宜少食肉物，但为了营养，还是需要适当进补一些肉类。

牛肉

中医常推荐食用牛肉，补脾胃、益气血、强筋骨。特殊人群（如孕妇、病人）有特殊进补需求（如产后、术后）时，吃羊肉容易上火，相较而言，牛肉才是最好的选择。

鲫鱼

中医认为，鲫鱼性味甘、温，能利水消肿、益气健脾、解毒、下乳，具有和中补虚、除湿利水、温胃进食、补中生气之功效。

临床实践证明，鲫鱼肉能防治动脉硬化、高血压和冠心病，并有降低胆固醇的作用。《本草经疏》对鲫鱼有极高评价："鲫调味充肠，与病无碍，诸鱼中惟此可常食。"常吃鲫鱼不仅能健身，还能减少肥胖，有助于降血压和降血脂，使人延年益寿。产妇食用鲫鱼，不仅可以增加营养，还能有效催乳。

鲤鱼

鲤鱼性甘平，入脾胃经，有健脾和胃的功效，主治胃痛、黄疸、脾胃虚弱、食少乏力。鲤鱼肉蛋白质含量高，质量好，容易消化吸收，老少咸宜。《冯氏锦囊秘录》中说："鲤鱼，禀阴极之气，故其鳞三十六，阴极则阳复。故《素问》言：鱼热中。其气味虽甘平，然多食能令人发风热也。甘可以缓，故主咳逆上气，止渴。阴中有阳，能从其类以导之，故能利小便，使黄疳（疸）水肿、脚气俱消也。"

鸡肉

中医认为，鸡肉味甘，性微温，能温中补脾，益气养血，补肾益精，尤其是乌鸡肉。《食疗本草》有记载："黑雌鸡，治反胃、腹痛、骨痛、乳痈，安胎。"

乌鸡具有温中益气、补肾填精、养血乌发、滋润肌肤的作用。凡虚劳羸瘦、面瘦、面色无华、水肿消渴、产后血虚乳少者，可将其做食疗滋补之品。乌鸡的鸡肝性味甘微温，能养血补肝，凡血虚目暗、夜盲翳障的人，可以多吃一些。另外，乌鸡还能养心安神、滋阴润肤，实乃女性美容养颜的绝佳选择。

鹌鹑蛋

鹌鹑蛋的营养价值不亚于鸡蛋，含有丰富的蛋白质、脑磷脂、卵磷脂、赖氨酸、胱氨酸、维生素 A、维生素 B_2、维生素 B_1、铁、磷、钙等营养物质，有补益气血、强身健脑、丰肌泽肤等功效。但需要注意的是，鹌鹑蛋是禽蛋中胆固醇含量最高的，不可多食。

❖ 蔬菜、菌类

蔬菜含有丰富的维生素、矿物质、水分和纤维，可补充人体所需的一些营养物质，还可帮助消化和排便，排出体内毒素和废气，减少脾胃负担。脾寒的人吃蔬菜，如白萝卜和莲藕，需要加热煮熟后食用，将蔬菜由性寒变成性温。

很多蔬菜都对脾胃有好处，如扁豆可健脾开胃、和中益气、消暑化湿，胡萝卜可润肠通便，南瓜可补中益气，香菜（芫荽）可调理脾胃不和、食欲不振，白萝卜和大蒜可消积食，韭菜和生姜可温中行气、止呕，辣椒能暖胃驱寒、开胃助消化、增进食欲。

下面这些蔬菜，都可以常吃：

莲藕

根据《本草求真》记载，莲藕味甘性寒，入心脾血分。出淤泥而不染，冷而不泄，涩而不滞。故凡产后血积烦闷、酒后烦渴、盛怒血淋、痛胀霍乱、虚渴失血血痢，并金疮折伤、酒毒蟹毒，一切属热属瘀，服之立为解除，以其有破血止热之力也。

一般情况下，产后忌生冷，但唯独莲藕是可以吃的，因为它能散瘀血。

山药

根据明朝张介宾在《本草正》里的记载，山药能健脾补虚，滋精固肾，治诸虚百损，疗五劳七伤。日常生活中，山药也是我们餐桌上常见的食材，可以做成山药炒木耳、山药排骨汤、拔丝山药等美味。需要注意的是，山药不能和鲤鱼、鲫鱼、虾一起吃，容易引起身体不适。

红薯

红薯能益气健脾，养阴补肾，主脾虚气弱等症状。据《本草纲目》记载，红薯"补虚乏，益气力，健脾胃，强肾阴，功同薯蓣（即山药）"。

土豆

土豆性平味甘，具有和胃调中、益气健脾、强身益肾、消炎、活血消肿等功效，可辅助治疗消化不良、习惯性便秘、神疲乏力、慢性胃痛、关节疼痛、皮肤湿疹等病证。

胡萝卜

胡萝卜归脾、肝、肺经，据《本草求真》记载，"因味辛则散，味甘则和，质重则降。故能宽中下气，而使肠胃之邪，与之俱去也。"多吃胡萝卜，能健脾和中、滋肝明目、化痰止咳、清热解毒。脾虚食少、体虚乏力、脘腹痛、泻痢、视物昏花、咽喉肿痛等问题，都可以通过多吃胡萝卜来改善。

番茄

番茄汁多肉厚，酸甜可口，既是蔬菜又可做果品，食用价值、药用价值均很高，因其甘酸微寒，入肝、脾、胃经，故其具有清补之功。番茄中含有大部分易被人体直接吸收的葡萄糖、果糖、有机酸，能降低血压和毛细血管通透性，有一定抗炎、利尿作用，常食对肾病患者有益。

黄豆

猪蹄炖黄豆、炒黄豆、醋泡黄豆等都是我们常吃的食品。中医认为，黄豆宽中、下气、利大肠、消水肿毒，具有补脾益气、消热解毒的功效。常吃黄豆，可以使皮肤细嫩、白皙、润泽，有效防止雀斑和皱纹。黄豆中的高含量蛋白质，可以营养肌肤毛发，让肌体丰满结实，毛发乌黑亮泽。

南瓜

南瓜性温，味甘，能够温体润肺、滋补脾胃，还能促进食欲、治疗胃痛。平常手脚冰凉，容易犯困的人，可以多吃一些。南瓜有丰富的营养，它的淀粉和糖类容易被人体吸收。可以做成南瓜饭、南瓜粥、南瓜汤、蒸南瓜等美食。

猴头菇

民间有种说法叫"宁负千石粟，不负猴头羹"，指的就是四大山珍之一的猴头菇。猴头菇性平，味甘，归脾、胃经，能健脾养胃、益智安神。如果你容易积食，吃饭没有胃口，睡觉也不踏实，用猴头菇煲汤，效果会很不错。

✥ 水果

脾虚的人吃水果需要慎重，根据自己的身体情况，选择不同的水果来食用，不可以此代替主食，亦不可多食。苹果、桃子、木瓜、无花果、龙眼等都是适合脾虚的人吃，不仅可以帮助消化，还能健脾益胃。

苹果

苹果能生津润肺，除烦解暑，开胃醒酒。《滇南本草图说》中记载："（苹果）治脾虚火盛，补中益气。同酒食治筋骨疼痛。搽疮红晕可散。"

桃子

桃子能生津润肠、活血消积，主津少口渴、肠燥便秘、闭经积聚。《滇南本草图说》："（桃子）多食动脾助热，令人膨胀，发疮疖。"

木瓜

《雷公炮制药性解》中说，木瓜入肺、脾、肝三经，能平肝和胃、祛湿舒筋。木瓜对吐泻转筋、湿痹、脚气、水肿、痢疾等病证都很有效果。常吃木瓜，可以软化血管壁、降血压，还能美容养颜，延缓衰老。

香蕉

香蕉被称为快乐果，作为黄色食物的一种，能有效缓解我们的精神压力，这是因为香蕉能帮助大脑分泌让人快乐的血清素，血清素有镇静作用，还能防止神经疲劳。《本草求原》上说："（香蕉）止渴润肺解酒，清脾滑肠；脾火盛者食之，反能止泻止痢。"香蕉能帮助胃肠蠕动，缓解便秘，让肠胃通畅。

无花果

无花果能清热生津，健脾开胃，解毒消肿，主咽喉肿痛、燥咳声嘶、乳汁稀少、肠热便秘、食欲不振、消化不良、泄泻痢疾等证。

龙眼

龙眼能补心脾，益气血，健脾胃，养肌肉。对于思虑伤脾、头昏失眠、心悸怔忡、虚羸，病后或产后体虚，以及由脾虚导致的贫血都有帮助。

橘子

橘子有健脾和胃的功效，其含有的柠檬酸能美容养颜，消除疲劳。再加上橘子富含维生素 C，能开胃理气，对于脾胃气滞、胸腹闷胀都很有功效。吃橘子的时候，要连着上面的白络一起吃，因为橘络能预防高血压。需要注意的是，脾胃虚寒的人，不要空腹吃橘子，更不要吃太多。

✤ 中草药

我们不推荐自己配制中药，一定要在医生的指导下进行，然而很多中药材其实已成为家庭必备调料，俗称"大料"，运用较多，无危险性，如芡实、茯苓、陈皮、桂皮、香叶、白芷、生姜等。

芡实

芡实，又叫鸡头米。《本草从新》记载："（芡实）补脾固肾，助气涩精。治梦遗滑精，解暑热酒毒，疗带浊泄泻，小便不禁。"芡实可以炒着吃，将麸皮放热锅内炒至烟起，再倒入芡实，拌炒至微黄色，取出，筛净麸皮，放凉。

茯苓

茯苓能利水渗湿，健脾宁心。寒湿者，可搭配桂枝、白术等；湿热者，可搭配猪苓、泽泻等；脾气虚，可搭配党参、黄芪、白术等；虚寒者，可搭配附子、白术等。对于脾虚运化失常所致泄泻、带下，茯苓有标本兼顾之效，常与党参、白术、山药等配伍。可用作补肺脾、治气虚之辅佐药。

对于脾虚不能运化水湿，停聚化生痰饮之证，可配半夏、陈皮同用，也可配桂枝、白术同用。治痰湿入络、肩酸背痛，可配枳壳同用。对于心神不安、心悸、失眠等证，常与人参、远志、酸枣仁等配伍。

陈皮

陈皮就是橘子及其栽培变种的干燥成熟果皮经过陈放而成，作为药材分为陈皮和广陈皮。采摘成熟果实，剥取果皮，晒干或低温干燥制成。陈皮能理气健脾，燥湿化痰；用于胸脘胀满，食少吐泻，咳嗽痰多。

桂皮

桂皮是樟科植物天竺桂、阴香、细叶香桂或川桂等树皮的通称。冬季采取树皮，阴干。《四川中药志》记载："（桂皮）入心、肝、脾、肾四经。"桂皮能够暖脾胃，散风寒，通血脉，主治腹冷胸满、呕吐噎膈、风湿痹痛、跌损瘀滞、血痢肠风。

白芷

白芷是伞形科植物白芷或杭白芷的干燥根，味辛，性温。有解表散寒、祛风止痛、通鼻窍、燥湿止带、消肿排脓和祛风止痒的功效，主治风寒感冒、头痛、牙痛、风湿痹痛、带下等病证。《本草经疏》中写道："（白芷）性善祛风，能蚀脓，故主妇人漏下赤白。辛以散之，温以和之，香气入脾，故主血闭阴肿，寒热，头风侵目泪出。辛香散结而入血止痛，故长肌肤。芬芳而辛，故能润泽。辛香温散，故疗风邪久泻，风能胜湿也。香入脾，所以止呕吐。"

生姜

生姜味辛，性微温，入肺、脾、胃经，主要作用是发汗解表、温中止呕、解毒。临床上用于风寒感冒、发热、恶寒等证，还能解鱼蟹毒，用于胃寒呕吐、腹泻等证。

② 这些食物越吃脾越虚

　　我们常常会有一个饮食误区，觉得越贵的食物越补，越稀罕的食物越补。实际上，有些食物吃多了，不仅不会滋补，还会让我们脾胃虚弱，身体变差。因此，想要补脾，就得先列出一个"高危食物清单"。下面这些食物，在补脾的时候，一定要避开。如果已经脾胃虚弱了，尽量不吃或者少吃。

螃蟹

　　螃蟹鲜美，却不宜多吃。《红楼梦》里有诗曰："酒未敌腥还用菊，性防积冷定须姜。"螃蟹也是一种生冷食物，多吃不仅会让我们的胃黏膜变薄，还会导致肠胃功能紊乱。

熏制香肠

　　熏制的香肠为了味道更好，在制作过程中会加入大量的盐，高浓度的盐分会破坏胃黏液的保护作用，可能引发胃黏膜溃烂。长期过度食用，还会有患癌的风险。

汤圆

汤圆虽然好吃，又有着团圆的寓意，但是对于脾胃不好的人，尤其是胃病患者和老年人来说，还是不吃为好，非要吃就少吃几个。因为汤圆的黏性强，很考验消化能力，会增加脾胃负担。而且汤圆的馅料里通常会加很多糖或者盐，刺激胃黏膜，对脾胃虚弱的朋友特别不友好。

鸡精

很多人做饭离不开鸡精，觉得加了鸡精味道才好。实际上，虽然鸡精能增加饭的鲜美，却对胃不好。有胃溃疡的朋友要格外注意，鸡精会加重症状，而且吃多了还会引起肥胖、过敏性鼻炎，甚至诱发高血压。

西瓜

西瓜是寒凉性的食物，过多食用，会抑制脾胃功能，让脾胃气化、磨碎食物、消化食物、利用食物的功能减弱。脾胃虚弱的人吃西瓜之后会腹泻、精神乏力，营养跟不上，甚至会出现腹痛、腹胀的症状，女性容易出现月经不调，甚至闭经，等等。

洋葱

虽然洋葱有很高的营养价值，但属于辛辣食物，吃进去后，人的脾胃中的浅表黏膜组织会受到影响，导致分解食物和吸收营养出现障碍，有可能会加重脾胃虚弱的程度，甚至还会引发胃炎、胃部疼痛、胃部烧灼不适等症状。

③ 健脾食谱

 当归乌鸡汤

食材：当归 30 克，人参 10 克，枸杞 30 克，乌骨鸡 500 克，橘皮 10 克，料酒适量。

做法：❶ 乌骨鸡洗净切块，当归、人参、枸杞、橘皮洗净，备用。

❷ 把鸡块放入烧开的水中，滴入几滴料酒，煮开后撇去浮沫。

❸ 把其他药材放入锅中，武火炖 1~2 小时即可。

 黑糯米补血粥

食材：黑糯米 100 克，山药 5 克，红枣 30 克，桂圆 10 粒，红糖适量。

做法：❶ 大枣洗净，桂圆洗净去皮，山药洗净去皮切块，备用。

❷ 黑糯米淘洗干净，加入红枣、山药、桂圆、适量水，煮成粥状，依口味加入适量红糖即可。

 ## 党参鸽子汤

食材：鸽子1只，党参2克，当归2片，蜜枣1个，火腿3克，姜3片，葱、盐、鸡精适量。

做法：❶ 鸽子清理干净，放入冷水锅中煮沸，撇去浮沫。

❷ 葱打结，当归、党参洗净后放入茶包中。

❸ 鸽子、葱、姜、药材包一起放入砂锅，加足量水，大火煮开。

❹ 加入蜜枣和火腿，转小火煲1~2个小时，加盐和鸡精调味即可。

 ## 冬瓜排骨汤

食材：冬瓜400克，排骨200克，生姜1块，干贝丁100克，盐、味精、香油适量。

做法：❶ 排骨洗净，放入沸水中汆烫后去血水，捞出，沥干水分。

❷ 生姜洗净拍松，冬瓜切厚片，备用。

❸ 砂锅中放入清水，加入排骨、干贝丁、生姜，大火烧开后，转小火煲40分钟，待排骨熟透后加入冬瓜片。

❹ 冬瓜煮熟后，加入盐、味精、香油调味即可。

冬瓜竹笋老鸭汤

食材：冬瓜 500 克，竹笋 200 克，老鸭 1/4 只，黄豆 30 克，盐适量。

做法：❶ 冬瓜洗净留皮去瓤，竹笋切丝，黄豆洗净，备用。

❷ 老鸭洗净，斩大块，冷水下锅汆水后捞起洗净。

❸ 将 6 碗水倒入瓦煲烧开，放入以上食材，武火煮沸，转小火煲 1 小时，加盐调味饮用。

 ## 辛辣肉汤

食材：瘦肉 500 克，葱、姜各 10 克，蒜 30 克，花椒少许，小米辣、胡椒、香菜梗适量。

做法：❶ 瘦肉洗净，在油锅中炒熟。

❷ 加入花椒、葱、姜、蒜，煸炒出香味。

❸ 喜辣的人可加入少量小米椒翻炒，不喜辣可加少量在汤中。

❹ 加入清水炖煮至翻滚，加入胡椒和香菜梗起锅。

 ## 当归羊肉汤

食材：当归 30 克，羊肉 500 克，生姜 30 克。

做法：❶ 羊肉去骨，剔去筋膜，入沸水锅内焯去血水，捞出晾凉，切成 5 厘米长、2 厘米宽、1 厘米厚的条状。

❷ 清水下羊肉，再加入当归、生姜，武火烧沸，去浮沫，文火炖 1.5 小时至羊肉熟烂。

山药羊肉汤

食材：铁棍山药 150 克，羊肉 500 克，枸杞、葱、姜、蒜、胡椒粉适量。

做法：❶ 羊肉焯水后放入砂锅中，快火炖煮半小时左右。

　　　❷ 加入洗净的铁棍山药和葱、姜、蒜，慢火炖 40 分钟左右。

　　　❸ 加入枸杞和胡椒粉，炖煮 10 分钟即食。

 ## 温阳化湿汤

食材：砂仁 20 克，莲子肉 20 克，白扁豆 20 克，薏苡仁 20 克，瘦肉 50 克。

做法：四味药材加水煮大概 30 分钟，加入猪肉后再煮 30 分钟即可。

注意：这道汤可作为正常饮食，根据自己的身体情况每周吃一次或多次。上火、口舌生疮的人不能食用。怕冷的人可以将薏苡仁替换成炒薏仁，猪肉换成鸡肉；怕热的人可以将薏苡仁替换成生薏仁。

 ## 艾草母鸡汤

食材：老母鸡半只，新鲜艾草 50 克，姜片 3 块，盐适量。

做法：❶ 老母鸡洗净切块焯水 5 分钟捞出；艾草浸泡一会儿，洗净备用，也可以用晒干的艾草。

❷ 将鸡块放进砂锅，加入清水没过鸡块，大火烧开后加入洗净的艾草，煮 5 分钟后，转换成小火。

❸ 继续煮 1~2 小时，加入盐调味即可。

芡实茯苓小米粥

食材： 芡实、茯苓、小米适量。

做法： 芡实、茯苓、小米放入锅中，加适量清水，小火慢炖至烂成粥即可。

红豆薏米莲子粥

食材： 红豆、薏苡仁、莲子、糯米适量。

做法： ❶ 将红豆、薏苡仁、莲子、糯米用清水冲净后，浸泡 30 分钟以上。

❷ 锅中加清水，先放入红豆、薏苡仁、莲子用大火煮 30 分钟，再放入糯米。

❸ 中火煮 30 分钟后，开始搅拌，等粥变黏稠即可。

注意： 所有食材根据器具和火力的不同，煮的时间也不同，一定要彻底软烂后才可食用，否则会引起呕吐。

黄芪党参粥

食材：黄芪20克，党参20克，茯苓20克，生姜3片，大米50克。

做法：❶ 生姜、党参、黄芪、茯苓一起浸泡30分钟，煎煮30分钟后取汁。

❷ 大米淘洗干净，用药汁煮成粥。

注意：这道粥有健脾补气的功效，适用于脾胃气虚者，主治脸色萎黄、精神疲倦、大便稀薄等。

 沙参麦冬扁豆山药粥

食材：沙参10克，麦冬10克，炒扁豆15克，干山药20克，粳米50克。

做法：❶ 将沙参、麦冬加水煮20分钟取汁。

❷ 在药汁中加入粳米、扁豆、山药煮成粥即可。

 核桃仁粥

食材：核桃仁50克，大米适量。

做法：将核桃仁捣碎，加适量水，与大米一起煮成粥。

山芋红枣糕

食材：大枣 5 个，山芋 1 个，山药 1 根，面粉少量。

做法：❶ 将大枣切成碎末，山芋和山药切片，一起蒸熟。

　　　❷ 上述食材蒸熟后加少量面粉揉成面团，分成小方块，上锅蒸熟即可。

注意：为了保持食物本身的香味，不需要加糖和其他调料。

 黄芪水

食材：黄芪 15 克，茯苓 30 克，陈皮 5 克，山楂 3 个。

做法：黄芪、茯苓、陈皮、山楂加适量水煮开即可。

 红枣桂圆茶

食材：红枣 10 颗，桂圆 5 颗，枸杞 10 克。

做法：❶ 红枣、桂圆去核洗净，放入锅中煮 15 分钟。

　　　❷ 煮好后加入枸杞，泡 10 分钟即可。

注意：若没有条件，也可以直接用热开水冲泡 10 分钟。

茯苓健脾茶

食材：茯苓、山药、山楂、陈皮各 10 克。

做法：将以上食材加适量水煮沸后饮用。

注意：将以上食材用开水泡 30 分钟以上也可饮用。这道茶有化湿理气、健脾养胃、消脂利尿的功效。

 ## 醒脾茶

食材：藿香 10 克，佩兰 10 克，砂仁 8 克。

做法：以上药材加水煮沸，时间不超过 20 分钟，也可以直接用开水冲泡。

注意：藿香和佩兰都有化浊气的功效。建议饮用这道茶期间避免吃刺激性食物，清淡饮食。

其他健脾养生
知识点

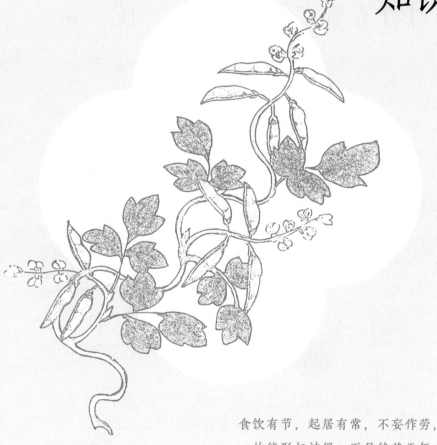

食饮有节，起居有常，不妄作劳，
故能形与神俱，而尽终其天年，
度百岁乃去。

① 十个养脾穴位，日常按一按

三阴交穴

位置　位于小腿内侧，脚踝骨的最高点往上3寸处。

方法　一只手的4根手指握住足外踝，大拇指屈曲垂直按在三阴交穴上，以拇指端有节奏地一紧一松用力按压，适当配合按揉动作，直到有阵阵酸胀麻感。按摩完左侧三阴交，接着再按摩右侧。

功效　有健脾益血、调肝补肾的作用，另外还有安神、促进睡眠的效果。

注意　建议在每天中午、下午和晚上各按摩1次，不同时段的按摩能起到不同的作用。如中午按摩可排出湿气；下午按摩可保养子宫和卵巢，帮助促进任脉、督脉、冲脉畅通，还有补肾的作用；晚上按摩可保持皮肤光洁，调理月经问题，祛斑、祛痘等。

● 三阴交穴

天枢穴 ▶

位置　仰卧或正坐，双手手背朝外，拇指与小指弯曲，中间3指并拢，用食指的指腹贴于肚脐，此时无名指所在的位置就是天枢穴，也就是肚脐眼旁开2寸的地方。

方法　双手掌心向下，用食指、中指、无名指3个指头垂直向下按并向外揉压，施力点在中指指腹。每天早晚各1次，每次只要揉3分钟就能有效果。

功效　调理肠胃，增强胃动力，调整肠道蠕动，对于急慢性胃病都有帮助。长期坚持，还能改善便秘、腹胀、肥胖。

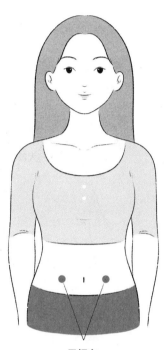

天枢穴

◀ 隐白穴

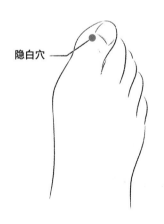

隐白穴

位置　属足太阴脾经的"井穴"，位于大脚趾指甲根部内侧。

方法　按摩隐白穴的时候，我们可以用拇指和食指揉捏大拇指末节两侧，稍稍用力一点儿，每次按摩5分钟，每天两次即可。

功效　健脾益气，养血统血；改善睡眠质量，缓解失眠多梦；增进食欲，缓解由脾胃虚弱引起的腹胀、食欲减退。

◀ **大都穴**

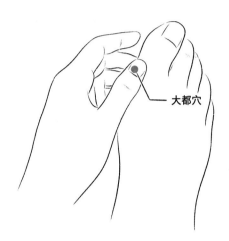

大都穴

位置 属足太阴脾经荥穴，足内侧缘，当足大趾本节前下方赤白肉际凹陷处。取穴时，正坐垂足或者仰卧位，在脚大拇指内侧，赤白肉际处取穴。

方法 想要消化好，就每天按摩大都穴，两只脚都要按，每次 10 分钟左右，具体看自己能耐受的时间和力道。

功效 泻热止痛，健脾和中。主治腹胀，胃痛，呕吐，泄泻，便秘，热病。

公孙穴 ▶

位置 属足太阴脾经，位于第 1 跖趾关节内侧足弓后端下缘，可触及一凹陷处，按压有酸胀感即为此穴。

方法 配合中脘穴进行按压。

功效 健脾益胃，通调经脉。主治胃痛，呕吐，肠鸣，腹痛，泄泻，痢疾，腹胀，食不化，脚气等。

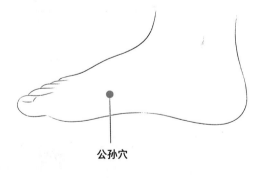

公孙穴

地机穴

位置　在小腿内侧，内踝尖与阴陵泉穴的连线上，阴陵泉穴向下 3 寸处。取穴的时候从阴陵泉穴向下，四指宽的地方，就是地机穴。

方法　用食指指腹点按地机穴周围，找到最敏感的地方，再用拇指指腹从轻到重按摩敏感点，以自己能忍受的力道为准。坚持按压 1 分钟，每天一两次即可。

功效　健脾渗湿，调理月经。除此之外，对于腹胀、腹痛、食欲不振等脾胃病，都有好处。

漏谷穴

位置　在小腿内侧，内踝尖与阴陵泉穴的连线上，距离内踝尖 6 寸，胫骨内侧缘后方。

方法　每天坚持按揉漏谷穴 10 分钟，配合调整生活习惯。

功效　健脾和胃，利水祛湿。可以治疗消化不良，腹胀反胃。

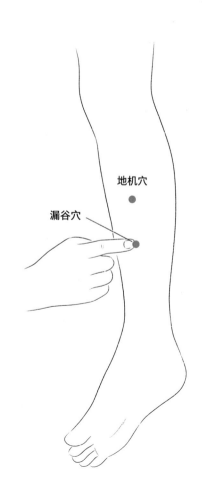

地机穴

漏谷穴

大横穴 ▶

位置　肚脐旁开 4 寸处。

方法　用双手食指指端同时按压，做圈状按摩 100 次。

功效　此穴位有温中、健脾、理肠的功效。对于久坐的上班族来说，多按摩这个穴位，能够健脾防伤肉，改善"游泳圈"。

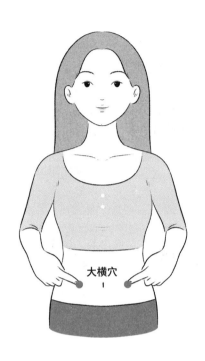

大横穴

◀ 血海穴

血海穴

位置　在股前区，髌底内侧端上 2 寸，股内侧肌隆起处，在股骨内上髁上缘，股内侧肌中间。

方法　将双手掌心各放在同侧血海穴上，适当用力，揉按 1 分钟左右。最好在月经前后几天的睡觉前和起床时各做 1 次，女性月经期间不要做。

功效　血，受热变成的红色液体；海，大也。该穴名意指本穴为脾经所生之血的聚集之处。经常按摩，能改善月经不调、痛经、闭经等妇科病。

水分穴

位置 位于上腹部，前正中线上，当脐中上1寸。取穴的时候采用仰卧的姿势，以便准确地找寻穴道和顺利实施相应的按摩手法。

方法 以水分穴为中心，顺时针或者逆时针轻柔旋转按揉，力度要适中，动作要柔和，以出现酸麻胀痛为度，每次可以按摩5分钟左右。

功效 通调水道，理气止痛。主治水肿，小便不通，腹泻，腹痛，反胃，吐食。

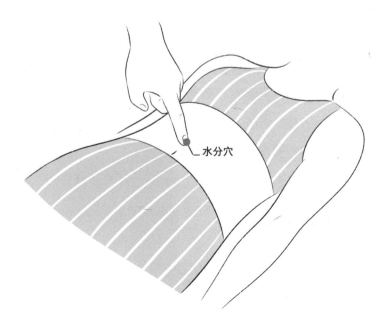

水分穴

② 防寒保暖，健脾祛湿

吃饱穿暖，看似是人生最根本、最简单的事情，但是许多人用一生的时间都做不好。身体的不适和疾病，大多也因此而起。民间有句古话讲"百病从寒起"，就是这个道理。

民间喜欢把寒气称为邪气，认为是伤害内脏的根源，也是疾病缠身的罪魁祸首。人体寒气大多在脾部，要想避免脾虚，就得从保暖做起。

"保暖"二字看以简单，但并非多穿点儿衣服就是保暖了，这可是一门很复杂的学科。科学保暖，才能抵御寒气。

❖ 夏季保暖正当时

《黄帝内经》中提到，"阳气者若天与日，失其所则折寿而不彰"，说的是阳气对人体的重要性。

人体保暖，保的其实就是阳气。

夏季炎热，万物蓬勃，是阳气最盛的时候。但由于雨水过多，空调吹得多，冷饮吃得多，也是寒气乘虚伤体的时机。稍不注意就会出现精神疲乏、身体畏寒、四肢冰冷、感冒头痛、腹泻腹痛的问题，还会出现有汗排不出、全身都不舒服、腰酸背痛的症状。

尤其是急性关节炎，会让人疼得无法起床。因此，夏季保暖非常必要，也正是补阳的大好时机，此时注意保暖，可达到气血顺畅、遏制脾虚、排毒清热的功效。

✦ 冬季不可为了爱美少穿衣

很多年轻人，冬天为了赶时髦、保持外观美丽苗条，简直不把冬天放在眼里。冬季的大街上，穿着小外套、超短裙、薄丝袜的女孩比比皆是，还有为了美观穿连衣裙的。

这些衣着当时不觉得有什么，甚至不觉得寒冷会对身体造成危害，但是随着次数的增多、时间的增加，以及年纪的增长，寒气对身体的影响逐渐会显现，这些"非一日之寒"，是长久累积起来的。

一旦显现症状，就说明身体已然受到长期侵害出现了病理现象，再想调理可就难了。

✦ 几个保暖小诀窍

热水泡脚

热水泡脚对脾虚者极有益处，一般在晚上睡觉前泡脚，还能增加身体舒适度。脾胃虚寒者，在泡脚时可以加入花椒、姜片、艾叶等材料，有利于祛风散寒。

浴缸泡澡

浴缸泡澡是对身体非常有好处的保健方式，每月都应进行几次。如有条件者，可泡天然温泉。泡澡可让身体整体变暖，通过出汗，把体内的垃圾和毒素排出体外，达到促进全身血液循环的效果。

空调房注意保暖

长时间待在空调房，会引起各类空调病，腰酸背痛为最多。在空调房需多喝热水，可披毛巾披肩挡风。

夏季使用空调时温度不要调得过低，一般来说保持在 26℃~28℃ 是比较科学的。最好使用空调挡风板将风挡住，不要直吹身体。

睡觉时注意保暖

夜间是人体阳气最虚的时候，一些身体机能处理停滞状态，最容易寒气入体。加上人在睡着后无意识，会出现踢被子或者肚皮、脚露在外边的状况，容易着凉。所以在睡觉时，被子至少应该舒服保暖，而且要注意腹部和脚底的保暖。

注意下半身保暖

夏季的时候，女性总喜欢穿短裙，让膝盖和腿部裸露在空气中。冬天的时候，也有女性为了爱美，穿着超短裙和薄丝袜上街。这对身体的损伤是非常大的。

日常除了要注意腰腹部的保暖外，也要重点保护下半身。

因此，无论夏天还是冬天，都应该注意保暖。尤其是在秋冬季节，冷风的刺激，很容易引发脾虚腹泻。如果冬天在室外骑车的话，最好在腹部衣服上贴一个暖宝宝，戴上护膝，这样可以预防寒冷。保暖不但能聚集阳气，祛除寒邪，还可以祛毒排毒，是保持身体健康、青春永驻的灵丹妙药。

③ 脾虽喜动，但要运动有方

适当运动，对人身体有好处，很多人都明白这个道理，但是能坚持下来的却很少。其实要锻炼身体，不需要去健身房，在日常工作、生活中，办公室、家里，上班或休息时间，均可锻炼。

✦ 为什么运动可以健脾？

运动可排出体内湿气

脾虚大多是体内湿气堆积导致的。运动容易出汗，有助于排出这些湿气，促进脾脏轻松运行，提高自身的免疫力。

运动可以培养脾气

脾脏运行凭的也是一股气，这股气的长短及活力，也是通过长期锻炼而成的。科学的运动可让体力更好，也可让脾气的活力更强，运化等功能更强，身体的抵抗力更高；当脾在运输身体所需的养料时，动力就越足。

科学地选择运动

本身就存在脾虚问题的人，不应进行激烈的运动，应该选择慢性运动，且不能过量。那么，应选择哪种运动呢？我建议选择自己有兴趣又适合自己的，而且要科学地运动。

戒宅戒瘫

现代社会工作强度大、生活压力大，很多人每天结束工作后回到家里就一动不想动，放假也不想出门。加上电视、手机等电子产品的流行，人们也不愿意出去逛街了，有时间就窝在家中对着电子设备，一待就是好多天。

"宅人"一族已蔓延到男女老少各个年龄段。

现在的人注重生活质量，家里环境都很不错，"葛优瘫"就流行了起来。

其实，戒宅戒瘫，就是让生活恢复正常，让人动起来。最基础的运动，比如放假出去走走，上下班走楼梯，每天出去散散步，就很好了。

这里推荐一个特别棒的运动方式：做家务。每周抽一天，将家里打扫得干干净净，收纳整齐，家里舒适了，人的心情好了，运动也顺便做了。

⊕ 几个适合当代人的运动方式

很多人累了一天，再去跑步、游泳实在是没有体力。其实，我们并不需要做大负荷的有氧运动，只需要适当地运动或者做几个简单的小动作，也能达到健脾的目的。

仰卧起坐

睡觉前在床上就能进行，每天做 20~40 个，就可帮助我们的脾气活起来，增强脾脏的运化功能。如果一开始做不了这么多，可以循序渐进。

蹲马步

这个动作较适合在办公室休息的间隙进行。别看是练功的基本动作，但做起来非常难，不信可以尝试一下，第一次做能坚持 30 秒都很难了。建议适应之后，每次至少蹲 120 秒，每天 10 组左右。

基础瑜伽

瑜伽不仅适合在家做，也适合在办公室做，休息的间隙，一小块空间或一个椅子就可以做，达到舒展的目的。一些常规的瑜伽姿势简单又有效果，以身体拉伸为主，非常适合日常进行。

每天练瑜伽的时间 30 分钟左右为宜。坚持练习，不仅可以健脾，还可以消脂，让身体变得舒适轻盈。

站墙根

如果您实在没有时间，每天抽空贴着墙根站立 30 分钟，也可以达到促进胃肠蠕动，加速血液循环，促进食物消化吸收，促使脾胃相合，强脾健胃的效果。

无论如何，不能不动。不然容易形成不运动、湿气重、体虚肥胖、不想运动的恶性循环。为了您的脾胃，请尽快动起来吧！

④ 好好睡觉就能改善脾虚

"其知道者，法于阴阳，和于术数，食饮有节，起居有常，不妄作劳，故能形与神俱，而尽终其天年，度百岁乃去。"这是《黄帝内经》中的话，意思是：自上古以来，人们就懂养生之道，适应自然界的阴阳变化。

适当的养生、锻炼身体、饮食方法得当、睡觉有规律、劳动不超过身体能承受的范围，就可以达到身体健康、精力旺盛，内外统一和谐，就容易长寿。在这里提到了五种养生办法，在今天看来，依然为养生的黄金法则。

《黄帝内经》中认为脾胃是后天之本，是人体气血生化的源泉。而除五谷精化外，睡眠也是养气血的良方之一。在中医养生的理论中，睡眠充足，才能脾胃健康，才能延年益寿。

❖ 睡眠不好会影响肝脏和脾胃

《黄帝内经》有一个十二时辰养生法，里面说到，子时（晚上 23 点至凌晨 1 点）是气血流注于胆经的时间，这时候最适合睡觉；丑时（凌晨 1 点至 3 点）是气血流注于肝经的时间，这时候应该保持熟睡状态。

2022 年世界睡眠日来临前夕，中国睡眠研究会发布的《2022 中国国民健康睡眠白皮书》显示，近 75% 的受访者曾有睡眠困扰，入睡困难成头号问题。一线城市居民就寝时间最晚，三线及以下城市居民睡得最早。

自从有了电视、电脑、手机这些电子设备后，人们睡觉的时间越来越晚。哪怕是白天上了一整天的班，仍然有极少人会在晚上 11 点就睡觉。甚至有人认为，到了这个时候，他一天最有精神的时间才刚刚开始。

长期黑白颠倒、熬夜导致肝脏和脾胃无法得到休息，甚至超负荷运转。

❖ 科学睡眠养脾胃

清代医家李渔曾指出："养生之诀，当以睡眠居先。睡能还精，睡能养气，睡能健脾益胃，睡能健骨强筋。"要想健脾养肉，一定要提高自己的睡眠质量。如何才能睡好呢？在此和大家分享几个小秘诀。

早睡早起，充足休息

成年人的标准睡眠时间一般是连续的 7~8 小时，未成年人则应该睡到 8 小时以上。少于 4 小时或者超过 10 小时的睡眠时间都是有问题的。

最简单的良好睡眠衡量标准是：如果睡醒后，觉得自己神清气爽，那就证明自己睡好了。反之，如果感觉头昏脑涨、困倦乏力、烦躁不安、难以集中精力，那就是没睡好。

现代都市中较为科学的睡眠时间一般是每天晚上 10 点，最晚不可超过晚上 12 点。

睡眠前注意事项

《黄帝内经》中说，脾胃不和则寝不安。意思是脾胃不舒服往往会影响睡眠质量，反之，睡眠不好也会影响脾胃健康。

因此，为了脾胃调和，我们应该在睡觉前，将身体调整到最佳状态。太饿或太饱入睡都会损伤脾胃健康，容易影响睡眠质量。睡前吃夜宵就是一个典型的例子。

除此之外还要注意，睡前不要抽烟、喝酒、喝咖啡或茶，不要吃油腻难消化、辛辣、含糖的食物。

5 叩齿咽津健脾养肾

　　如果你注意观察，会发现很多老年人没事就轻轻叩击上下牙齿，这是为什么呢？其实这是一个很管用的养生方法，叫"叩齿咽津"。

　　《修龄要旨》是元末明初著名养生家冷谦撰写的一部中医养生学专著，也是中国古代健身气功学的代表作，一直为后人所推崇。作者冷谦精于养生之道，养生有方，相传活了150岁。

　　在这本书里，有这样的说法："齿之有疾，乃脾胃之火熏蒸。每清晨睡醒时，叩齿三十六遍。以舌搅牙龈之上，不论遍数。津液满口，方可咽下。每作三次乃止。凡小解之时，闭口切牙，解毕方开，永无齿疾。"

　　他还写了个心诀："热极风生齿不宁，清晨叩漱自惺惺。若教运用常无隔，还许他年老复丁。"

　　每天早晨上下牙齿互相叩击36次，能够改善牙周的血液循环，让牙齿更健康。牙好了，胃口就好了，食物咀嚼得越细碎，脾胃负担就越轻，人自然也就越长寿。

那么"咽津"是什么呢？就是把嘴里的口水吞下去。说起口水，很多人可能自小就有个疑问，唾液和涎水有什么区别，不都是口水吗？

实际上，肾主藏精，精气化生为唾；脾主运化，运化水谷水液为涎。涎水是口水中质地较为清稀者，唾液是口水中质地黏稠者。唾液和涎水都属于口津，也就是口水。

每天早晨叩齿结束，用舌头在口腔里搅动，让口腔里充满甘甜的口水，然后闭上眼睛，意归丹田，把口水缓慢咽下，这样能够强身健脾，充盈精气。

大诗人苏东坡就有这样的习惯："一过半夜，披上上衣面朝东南，盘腿而坐，叩齿三十六遍。"名医孙思邈也主张"清晨叩齿三百下"。坚持叩齿咽津的小习惯，能让你在别人都掉光牙、对美食望洋兴叹的时候，依然啥都能吃，吃啥都香。

需要注意的是，如果你有口腔溃疡或者舌炎之类的口腔疾病，得先治好了病，痊愈之后再尝试这个方法。不要急于求成，强迫自己立刻就做到。

6 慢跑可改善脾气虚、脾阳虚

中医不提倡剧烈运动，尤其是脾虚的人，更不能运动过度。所以对于脾虚者来说，慢跑就成了一个很好的选择。

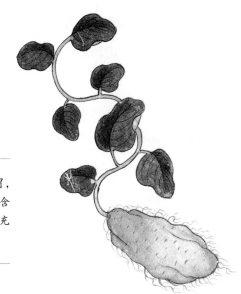

—— 山药 ——

山药，可健脾益胃，有助于长肌肉，因其富含淀粉，也适合运动后补充糖原。

慢跑，又叫健身跑、放松跑等，无须任何器材，步调轻松，不急不缓。坚持慢跑，可以增强腿力，对下肢关节肌肉的活动能力有明显的改善，也能让全身的肌肉都放松下来。对内脏来说也有好处，慢跑能加快新陈代谢，促进肠胃蠕动，增强消化功能。

对于爱美的女性朋友们而言，慢跑更是一种轻松愉悦、瘦身减肥的好运动。就算不胖，慢跑也可以帮助你排出湿气，消除水肿。

❖ 慢跑，跑步姿势一定要正确

慢跑之前，要先做好热身运动，深呼吸，活动四肢关节。

跑步时，两手握拳，手臂弯曲呈直角状，上身略向前倾，然后前后摆臂，双脚前后配合落地。

需要注意的是，慢跑时，小腿是放松的，依靠大腿的摆动，带动髋部向前方摆出，脚跟着地，再滑到前脚掌。很多人跑步的时候喜欢刻意抬高膝盖，觉得这样运动效果会更好，实际上不仅没有多大增益，反而会对膝关节有损伤。

跑步结束的时候，要先减速，不要急刹车。急刹车容易因为惯性控制不住身体，向前摔跤，或者头晕眼花，感到恶心等不适。跑完要注意及时补充水分，冬天需要注意保暖，夏天也不要一跑完就吹空调。跑步时如果突然下雨，一定要及时回家擦干，以免受寒。

✦ 慢跑需要循序渐进，不可急功近利

慢跑是一个循序渐进的过程，对于没有运动习惯的人来说，千万不要贪心，想着一蹴而就，一下子跑个马拉松。劲儿使匀一点儿，才不会半途而废，或者一鼓作气，再而衰，三而竭。

刚开始时，可以先跑上10分钟，最好不要超过15分钟，等体能上升之后，再往上加时间也不迟。感觉累了，也可以走走停停，不必勉强自己必须匀速跑下去，跑够时间才停。量力而为的运动，才符合自身的真实情况。在能力范围之内，才会更好坚持下去。

✦ 慢跑时该怎么呼吸？

慢跑时，全身放松、闭嘴，舌顶上颚，完全用鼻呼吸。跑步时三步一呼、三步一吸，吸气时提肛收腹，呼气时松肛松腹。

跑步时呼吸深度从三步一呼、三步一吸逐渐增加，如六步一呼、六步一吸，或更多步伐用一次呼吸。

在深呼吸慢跑的过程中，当吸气收腹提肛时以意念将全身能量集中在尾椎的长强穴，沿脊柱督脉上升，过命门穴时要尽量收缩腹部，意想腹部的内脏和肌肉用力向后背贴近靠拢，能量在督脉上升过腰椎的命门穴。至颈椎的大椎穴，直上头顶百会穴。

呼气时意想能量从百会至前额二眉中间的印堂穴，往下过人中、天突、前胸的膻中、腹部的神阙至关元穴。

✦ 慢跑的其他注意事项

❶ 如果你有心脏病、胆结石、过度肥胖等疾病，其实是不适合跑步的。想要运动，可以选择一些更温和的方式，比如瑜伽和太极。

❷ 春、夏、秋季可以适当增加跑步量，冬季要减少跑步量。

❸ 选择合适的跑步鞋，以缓冲跑步对膝关节的冲击力。

❹ 跑步生阳气，"独阳不长"，所以最好配合静功，例如早睡、静坐、闭目养神、叩齿吞津液、晒月光等养阴的方法。

7 练太极，阴阳调和能利脾

清晨的公园里，每天都有大爷大妈们组成方阵，跟着一个领头的，一起练太极。这种习惯非常好，能舒展筋骨，延年益寿。现在有很多大学都把太极二十四式纳入了体育选修课，让年轻人也早早地体会到养生健体的魅力，养成打太极的习惯。

相比于其他运动，太极拳更温和，更放松，除了对身体好之外，还能让人慢下来，放松心灵，感受到身心合一、自然通畅的愉悦，因此也很适合压力大的上班族。

常练太极拳，能够改善脾胃功能。不管男女老少，身体强弱，都能练起来。为什么这么说呢？因为太极的特点，是柔中有刚，刚中有柔，刚柔相济。

在练的过程中，要采用腹式呼吸，保持深、长、细、匀的呼吸，呼吸与动作相互配合，气布周身，运行不息。

这样的呼吸方式，会让我们的横膈肌和肋间肌得到清气，活动范围扩大，增强我们的肠胃蠕动，让各脏腑之间互相按摩，彼此调养，也因而让脾胃阴阳相济，升降平衡，运化功能恢复正常，从而使水谷精微遍布我们的身体。

尤其是女性朋友，非常适合练太极。因为女性的身体比较柔软，再加上生理因素，容易气血亏损，本身就不适合剧烈运动，而太极拳姿势舒展，动作轻柔，节奏缓慢，不会增加额外的身体负担。女性多练太极拳，能够减缓衰老，调节内分泌。

太极拳的流派很多，这里我们简单介绍一下简化版的"太极二十四式"。"太极二十四式"是 1956 年国家体委（现为国家体育总局）组织太极拳专家汲取杨氏太极拳之精华编串而成的。它只有 24 个动作，相比传统的太极拳套路来讲，其内容更显精练，动作更显规范，并且也能充分体现太极拳的运动特点。

✦ 太极二十四式拳法动作

❶ 起势：两脚开立，两臂前举，屈膝按掌。

❷ 左右野马分鬃：抱球收脚，转体迈步，弓步分手。重心后移，抱球收脚，转体迈步，弓步分手。重心后移，抱球收脚，转体迈步，弓步分手。

❸ 白鹤亮翅：转身抱球，跟步后坐，虚步分手。

❹ 左右搂膝拗步：转体落手，转体收脚，迈步屈肘，弓步搂推。重心后移，转体跟脚，迈步屈肘，弓步搂推。重心后移，转体跟脚，迈步屈肘，弓步搂推。

❺ 手挥琵琶：跟步收手，后坐挑掌，虚步合臂。

❻ 左右倒卷肱：转身撤手，提膝屈肘，退步推掌。（重复四次）

❼ 左揽雀尾：转身撤手，转体抱球，迈步分手，弓步棚臂，转体伸臂，转体后捋，转体搭手，弓步前挤，后坐收掌，弓步按掌。

❽ 右揽雀尾：转体扣脚，抱球收脚，迈步分手，弓步棚臂，转体伸臂，转体后捋，转体搭手，弓步前挤，后坐收掌，弓步按掌。

❾ 单鞭：转体扣脚，勾手收脚，转体迈步，弓步推掌。

❿ 云手：转体云手，云手收步，云手出步，云手收步，云手出步，云手收步。

⓫ 单鞭：转体勾手，转体迈步，弓步推掌。

⓬ 高探马：跟步翻掌，虚步推掌。

⓭ 右蹬脚：穿掌提脚，进步合抱，提膝分手，蹬脚撑臂。

⓮ 双峰贯耳：收腿落手，迈步握拳，弓步贯拳。

⓯ 转身左蹬脚：转身扣脚，合抱收脚，提膝分手，蹬脚撑臂。

⓰ 左下势独立：收腿勾手，仆步穿掌，弓步起身，提膝挑掌。

⓱ 右下势独立：落脚勾手，仆步穿掌，弓步起身，提膝挑掌。

⓲ 左右玉女穿梭：落脚转体，抱球跟脚，迈步分手，弓步推掌，重心后移，抱球跟脚，迈步分手，弓步推掌。

⓳ 海底针：跟步提手，虚步插掌。

⓴ 闪通臂：提手收脚，迈步分手，弓步推撑。

㉑ 转身搬拦捶：转身扣脚，转身握拳，撇脚搬拳，转体旋臂，进步拦拳，弓步打拳。

㉒ 如封似闭：穿掌交叉，后坐收掌，弓步按掌。

㉓ 十字手：转体扣脚，撇脚分手，坐腿扣脚，收脚合抱。

㉔ 收势：分手前撑，两臂下落，收脚还原。

✥ 练太极的动作要领有哪些？

心静气和

气和则呼吸系统、循环系统、内分泌系统、自然在平衡状态下活动，使人感觉轻松舒适。所谓"内固精神，外示安逸"，非心静气和莫能表现，故列为首要，属于内功。从起势到收势，始终如此。

虚领顶劲

保持头容端正，下颚微收，舌抵上颚，唇轻合。百会穴向上虚虚领起，以意导神贯于顶，不可用力，用力则项强，肌肉、神经两感紧张，不但阻碍气血畅流，且使人有上重下轻之感。

眼神平视

眼以神为主，眼不旁视，则神不烦。眼到，则手到，脚到，故眼神之所视，即精神之所注，而威力显焉。

含胸塌腰

胸脯向内微微含住，让心气下降，气沉丹田。两胁微束，腰劲自然下塌。

尾闾中正

自腰以下至尾椎，要中正不偏，故外形上要求臀部微敛，这样重心自然下垂，能得中定之势。

沉肩坠肘

在松垮屈膝，含胸塌腰的同时，将两肩放松下沉，两肘也会随之下塌，周身骨节得以放松。

分清虚实

双手双脚要有虚实，左虚则右实，右虚则左实。

练太极时要注意什么？

❶ 中老年朋友和病患弱者，要量力而行，不要一次练太长时间。

❷ 练习时要根据个人体质，循序渐进，不可急于求成。

❸ 避免在密闭的环境中练功，不宜在煤烟弥漫、空气污浊的庭院里进行健身锻炼。练太极拳应选择公园、广场、树林、花园等环境安静而幽美，空气清新而旷达的场所。

❹ 应选择向阳、避风的地方进行锻炼。有雾时不宜在室外锻炼。

⑧ 笑口常开脾胃好

我们常说，人生最重要的就是开心。这是因为，人的情绪不仅关乎精神上的感受，更关乎身体的健康。你的不高兴，都会反映到你的身体上。

当人状态不好的时候，西方理论往往是各治各的，心理医生治心理，身体医生治身体。关于情绪状态，西方心理学会跟你讲认知疗法、精神分析、人格理论。

虽然中医没有这些词汇，但中医是很关注情绪与脏腑之间的关系的。《素问·宣明五气》里早就说明了五脏和"五志"的关系。五志是怒、喜、思、悲、恐五种情志，是人对外界刺激表现出来的精神活动变化。

五志对应的五脏，分别是：肝志为怒，心志为喜，脾志为思，肺志为悲，肾志为恐。

我们没有西方各种复杂疗法的概念，但是我们有神、魂、魄、意、志这五个概念，大道至简，恰好能对应西方心理学的各种理论。

简单解释，神是我们的认知能力，与心相关。魂是我们的智慧，与肝相关。影响饥寒冷热、吃喝拉撒本能的是魄，由肺主管。而逻辑思维、思考的能力，是由脾负责的。如果脾气充足，人就思维活跃，头脑清晰。意是意志力，是由肾掌控的。

五脏之间相生相克，人的情绪也是一样，能够相生相克。健康的状态，就是五脏平衡，彼此协调。五脏协调了，神魂魄意志好了，五志平衡了，人自然就心情舒畅。如果某种情绪超出了某个脏腑的承载能力，人的身心就会崩溃。

在中医看来，人的身心是一体的，彼此会相互影响。如果你长期处于一种忧思的状态，活在不开心的人际关系或者环境里，脾往往会出现问题。也可以简单理解为，负面情绪会汇聚在我们的内脏里，造成直接的伤害。

心是五脏六腑的君主，如果你忧伤动于心，肺就会有反应；思虑动于心，则脾会有反应；发怒动于心，则肝会有反应；恐惧动于心，则肾会有反应。

思发于脾而成于心，思虑过度，不仅耗神，更会伤脾。脾受损了，就会暗耗阴血，心神失养，则会出现心悸、健忘、失眠、多梦等症状。

想得越多脾就越虚，多思多虑，也是一个人不幸福的重要原因。因此，我们要尽量让自己开心一点儿，活得简单一点儿，少胡思乱想。人生没有什么坎儿是过不去的，想再多也没用，多行动才有答案。

闲来无事，可以培养一些兴趣爱好，既能修身养性，又能占据你的时间，让你不胡思乱想。生活中有什么不顺心的事，也可以通过兴趣爱好转移一下注意力，不至于沉浸到负面情绪里。

最重要的是要有意识地提醒自己，积极地看待问题。一位中医大家曾经给不得不熬夜工作的人一个建议，他说，如果你的工作必须要上夜班，没有办法推辞，那么在熬夜的时候，要想着"哇！好开心，上夜班真好，又清静又能偷懒"，千万不要想着"熬夜好烦，不想熬夜，好痛苦"，因为既然熬夜是一种不能推辞的必然，那与其愁眉苦脸，不如开开心心。

这种思维方式，可以运用在我们生活的方方面面。现代人的工作生活，常常有一些无奈要做的事，不得不接触的人，不得不面对的困难和不期而至的意外。既然我们不能控制，不如放平心态，享受其中，看看能不能从中找到一些乐趣。以积极的眼光看问题，才是健康长寿最大的秘诀。